건 강 메 시 지 4

몸 상태를 근본부터 치유한다
건강 레벨업

히가시 시게요시 지음
고다 미츠오 감수
최혜선 옮김

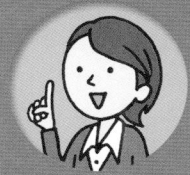

Prologue — 활력을 불어넣어 건강 이상 상태와 질병을 개선한다!

당신은 지금 심신이 편안하고 건강한 상태인가? 혹시 어딘가 불편한 상태로 하루하루를 보내고 있지는 않은가? 현대인의 건강을 위협하는 생활습관병과 알레르기를 비롯해 여러 가지 건강 이상을 불러일으키는 최대 원인은 '과식'이다.

과식은 위에 부담을 많이 줘 그 기능을 떨어뜨린다. 위의 기능이 떨어지면 숙변이 정체되어 건강 이상과 질병을 초래한다. 또한 과식은 간과 신장의 기능도 떨어뜨리는데 이 또한 질병의 원인이 된다.

고다 미츠오[甲田光雄] 박사가 과식의 위험성과 더불어 소식의 혜택에 눈을 뜨게 된 데는 그럴 만한 이유가 있다. 그 자신이 현대의학으로는 제대로 치유되지 못하는 질병으로 고생하다 단식을 통해 건강을 되찾았던 것이다. 그의 건강을 되찾아준 것이 바로 단식과 '니시 건강법'이었다.

의사가 된 이후 고다 박사는 자신이 체험한 소식요법의 전도사로 나섰다. 난치병과 건강 이상으로 고생하는 수많은 사람들에게 약을 전혀 처방하지 않고, 소식요법을 실천하게 해 건강을 되찾아준 것이다. 그는 단식과 니시 건강법을 토대로 건강에 좋은 식사요법을 찾아내기 위해 연구를 거듭했고, 그것은 그야말로 건강한 식사법을 찾는 고난의 역사였다. 그러한 노력 덕분에 그는 '난치병 치유자'로 명성을 떨치는 동시에 동료 의사들로부터 '마지막으로 의지할 수 있는 의사'라는 평가를 받고 있다.

고다 박사가 오랜 연구 끝에 내린 결론은 바로 이것이다.

"수많은 건강 이상 상태와 질병의 최대 원인은 과식이다!"

자신의 연구 결과를 바탕으로 1일 2식의 소식요법을 고안한 고다 박사는 이를 더욱 발전시켜 '고다 건강법'을 만들어냈다.

음식 섭취는 생명활동과 건강 유지를 위한 기본적인 행동이면서 건강을 해치는 최대 요인이기도 하다. 사실 수많은 현대인이 잘못된 식습관에 젖어 있지만 사람들은 대부분 자신의 식생활에 그다지 신경 쓰지 않는다.

잘못된 식생활은 체내기관을 쇠약하게 할뿐 아니라 근육과 골격의 불균형을 유발한다. 나아가 혈액순환을 방해하고 자율신경과 산·알칼리의 균형을 무너뜨려 건강 이상 또는 질병을 불러일으킨다. 이에 따라 고다 박사가 치료에 도입한 니시 건강법에서는 혈액순환과 자율신경 등을 조절하기 위한 하나의 방법으로 운동요법을 실시한다. 결론적으로 니시 건강법을 근거로 한 고다 건강법은 총합의학이자 스스로 건강을 유지하고 증진하며 질병을 예방하는 자연의학이다.

고다 박사가 제안하는 '소식요법'의 기본은 아침식사를 하지 않는 1일 2식과 현미·채식을 중심으로 한 식사다. 무엇보다 가공하지 않은 식물성식품을 자연 그대로 섭취한다는 게 두드러진 특징이다. 지금까지 6만 명 이상을 치료한 고다 박사는 그 경험을 바탕으로 환자의 증상과 질병의 정도, 체질에 맞는 섬세하고 치밀한 식사요법을 제시하여 이를 실천하도록 지도한다.

그렇다고 그가 부담스럽거나 무리한 사항을 실천하라고 하는 것은 아니다. 건강을 생각하는 사람이라면 누구나 별다른 부담 없이 그의 소식요법을 실행할 수 있다. 심지어 몸의 이상을 느끼는 사람도 소식요법을 실천하면 놀라울 정도로 컨디션이 좋아진다.

오늘날 비만 인구가 점점 늘어나면서 갈수록 주목받고 있는 증상 중 하나가 신진대사증후군(메타보릭신드롬, metabolic syndrome)이다. 이것은 과잉 축적된 내장지방이 고혈압과 혈당치 상승 등을 일으키는 상태를 말한다. 이를 방치하면 동맥경화, 당뇨병, 심근경색, 뇌졸중 등이 발병할 확률이 높아진다. 한마디로 신진대사증후군은 현대의 '과식 사회'를 상징하는 대표적인 병폐다. 다행히 고다 박사는 "내가 권하는 요법을 실천하면 그런 문제를 해결할 수 있다. 그다지 무리하지 않아도 건강을 유지할 수 있다"라고 희망의 메시지를 전해준다.

고다 건강법은 현대인의 건강 레벨을 업그레이드해주는 탁월한 아이템이다. 그러므로 건강을 유지하는 것은 물론 질병을 예방하고자 한다면 고다 건강법에 주목해야 한다. 고다 건강법을 실천할 경우 신진대사증후군, 생활습관병, 알레르기, 그밖에 여러 가지 건강 이상 상태를 개선하고 나아가 예방하는 것이 가능하기 때문이다.

지금부터 고다 건강법을 꼼꼼히 살펴보고 일상생활 속에서 이를 실천하길 권한다.

히가시 시게요시[東 茂由]

Contents 건강 레벨업

Prologue 활력을 불어넣어 건강 이상 상태와 질병을 개선한다! 2

chapter 1

현대의학의 한계

건강한 몸이란?

'고다 건강법'은 어디에, 어떻게 좋은가? 10
- 현대의학의 한계, 그리고 단식과의 만남
- 체험을 바탕으로 난치병 치료의 길에 들어서다
- "나을 수 있습니다. 한번 해보시겠습니까?"

환부뿐 아니라 전신을 통해 병을 진단한다 14
- 환자의 체형을 통해 건강 상태를 진단한다
- 수많은 난치병이 나았다!

인체를 알아야 병의 원인을 간파할 수 있다 18
- 약에 의존하는 것은 위험하다
- 건강 이상 상태는 과연 노화 탓일까?
- 건강체와 약체
- 자기 몸의 이상 상태를 깨닫지 못하는 사람이 너무 많다

한눈에 몸 상태를 알 수 있는 방법 22
- 몸이 경직되어 있으면 장수할 수 없다
- 손바닥을 보면 건강 상태를 알 수 있다

사람은 왜 병에 걸리는 것일까? 26
- 체질을 극적으로 바꾸면 병을 물리칠 수 있다
- 당신의 '나쁜 버릇'이 병을 만든다

건강을 지키려면 역시 '소식'밖에 없다 31
- 소식은 건강의 출발점이다
- 소식은 인류의 새로운 상식

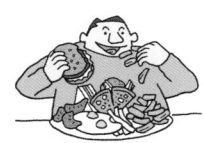

chapter 2

비명을 지르는 위장

현대의학과 현대영양학의 오류

먹는 것을 중요시하는 현대영양학의 죄 34
- '플러스 영양학'이 병을 초래한다
- 규칙적인 식생활의 해로움

아침식사는 정말 필요한가? 36
- 아침식사는 '食'이 아니라 '禁'이다
- 아침식사를 하지 않아도 뇌는 제대로 기능한다

섭취보다 중요한 것은 배출이다 40
- 오전은 위가 배출하는 시간이다
- 공복이 계속되면 배변이 촉진된다

대부분 과식을 깨닫지 못하고 있다 42
- 아침식사를 하지 않으면 살이 찐다는 것은 사실인가?
- 풀밖에 안 먹는 소가 왜 근육질인가?
- 현대영양학이 비만과 병을 부른다

건강을 유지하는 비결은 육식보다 채식에 있다 46	염분의 과잉 섭취는 과연 몸에 나쁠까? 48
몸에 좋은 것도 과식하면 해가 된다	소금을 제한했을 때의 해로움
장수하려면 육식을 해야 할까?	염분을 섭취하지 않으면 장수할 수 없다
	염분을 섭취하지 않으면 단것이 먹고 싶어진다
	병을 모르는 건강의 5대 조건 50

chapter 3

1일 3식이 초래하는 숙변의 폐해
장내 숙변이 만병을 일으킨다

숙변의 정체를 알고 있는가? 54	현대인의 장내환경이 위험하다 61
과식은 숙변을 만든다	육식의 숙변은 특히 나쁘다
먹지 않아도 대량의 숙변이 나온다면?	과식은 장의 유착을 초래한다
장에 남아 있는 숙변은 만병을 일으킨다 56	스트레스와 운동 부족도 숙변의 원인이다
숙변은 혈류를 오염시켜 만병을 일으킨다	더 이상 방치하면 안 되는 '간의 피로' 63
알레르기는 장의 상처가 원인이다	지금 당신의 간이 위험하다
이런 사람은 숙변이 쌓여 있다 58	간 기능 수치가 정상이어도 방심할 수 없다
정기적으로 숙변을 체크한다	이런 증상이 있으면 '둔감한 간'에 주의하자
당신의 복부에도 숙변이 쌓여 있다	

chapter 4

소식과 건강운동이 장수를 약속한다
본래의 치유력을 되찾아라

1일 3식은 왜 몸에 좋지 않은가? 68	1일 2식을 하면 날씬하고 건강해진다 72
소화가 되기도 전에 다른 음식물이 위로 들어온다	1일 2식은 다이어트에도 좋다
과식은 위를 해친다	1일 2식의 소식으로 적정체중이 된다
식사량을 줄이면 수명이 연장되는 이유는? 70	1일 2식으로 건강 효과를 볼 수 있다 75
소식하면 실제로 수명이 연장된다	활성산소를 줄여 암을 예방한다
현대의학도 인정하는 장수의 길	장내세균이 균형을 이룬다

먹지 않아도 체력이 생기고 뇌가 활성화된다　77

- 1일 2식의 소식은 면역력을 높인다
- 1일 2식의 소식은 원기를 돋운다
- 아침식사를 하지 않으면 쾌감이 느껴진다

'본격적인 단식'으로 질병을 없앤다　81

- 1일 2식으로 단식 효과 얻기
- 단식은 근본적인 치유력을 높인다
- 단식을 하면 유해물질이 배출된다
- 단식 중에 왜 에너지가 생기는 것일까?

1일 단식과 본단식으로 체질을 개선한다　85

- 1일 단식을 실천할 때 주의사항
- 주 1회 1일 단식으로 몸이 확 달라진다
- 본단식으로 난치병에 극적인 효과를 보다

컨디션을 개선하는 건강운동을 한다　89

- 니시 건강법은 컨디션을 개선하는 지름길

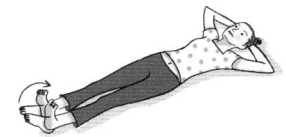

---

chapter 5

실천 규칙과 성공 포인트

1일 2식 소식요법의 주의사항

누구나 실천할 수 있는 건강으로 가는 제1단계　102

- 간식과 야식만 끊어도 효과가 있다
- 컨디션이 좋아지는 것을 누구나 실감할 수 있다

꼭 지켜야 할 '1일 2식의 규칙'　104

- 18시간 동안 아무것도 먹지 않는 것이 기본
- 저녁식사를 10시에 했다면 점심식사는 몇 시에 해야 할까?

식습관이 불규칙한 사람은　106

- 저녁식사를 하지 않는 1일 2식도 가능한가?
- 밤에 일하고 정오에 일어나는 사람

아침의 올바른 '물 마시기'가 건강을 약속한다　108

- 아침에 물을 마셔서 배변을 촉진한다
- 오전 중에는 수분을 잘 공급한다

당신은 수분을 충분히 섭취하고 있는가?　110

우리 몸이 원하는 야채 섭취법　113

- 온야채보다 생야채가 좋은 이유
- 야채에 함유된 초산의 문제

질이 좋은 식품, 해가 되는 식품　116

- 현미 + 채식을 하면 더 효과적이다
- 고기는 양을 반으로 줄인다
- 고기를 먹을 때의 해독법
- 몸에 해로운 단것의 허용량은?
- 과일의 과다섭취도 주의해야 한다

이런 사람은 1일 2식을 어떻게 해야 할까?　120

- 외식할 때와 파티에 참석했을 때
- 운동선수의 식사 관리
- 어린이가 1일 2식을 해도 좋을까?
- 임산부는 1일 2식을 하는 편이 좋다

chapter 6

무리하지 않고 극적인 성과 올리기
의학적으로 올바른 식사 조절법

1일 2식 소식요법의 성공비결　124
- 1일 2식의 순서
- 1일 2식의 소식요법_ '초급편'

1일 2식 초급편_ 실천상의 주의점　128
- 1일 2식의 식사요법_ 초급편의 성공비결
- 이런 사람에게는 1일 2식이 맞지 않다
- 건강해질수록 소식을 하게 된다

1일 2식_ '초급편 · 중급편'의 메뉴　132
- '초급편' 메뉴
- '중급편' 메뉴
- 중급편 메뉴 ①
- 중급편 메뉴 ②
- '신진대사증후군이 있는 사람'의 메뉴

1일 2식 소식요법에 빠질 수 없는 식품　136

chapter 7

내장기관의 무서운 병에서부터 알레르기까지
아픈 증상 개선하기

내장기관의 무서운 병을 소식으로 극복한다　142
- 3대 사망 원인은 소식으로 예방할 수밖에 없다
- 암을 예방하는 데는 면역력을 높이는 소식이 최고다
- 50대에 당뇨병, 고혈압이 있어도 다시 건강해질 수 있다
- 고혈압 / 뇌졸중 · 심근경색 / 당뇨병 / 통풍 / 바이러스성 간염 / 만성신염 / 위궤양 / 대장 폴립 / 궤양성대장염

아침식사를 하지 않으면 전신의 증상이 개선된다　155
- 알레르기 / 교원병 / 골다공증 / 갱년기장애 / 여성 질환 / 눈의 질환 / 만성요통 · 어깨결림 · 두통 / 피부문제 / 우울증 / 충치 / 치주병 / 위장 허약 / 냉증 / 숱이 적은 모발 · 탈모 / 스트레스

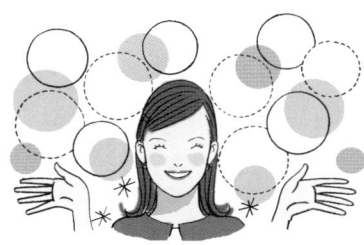

Epilogue　166

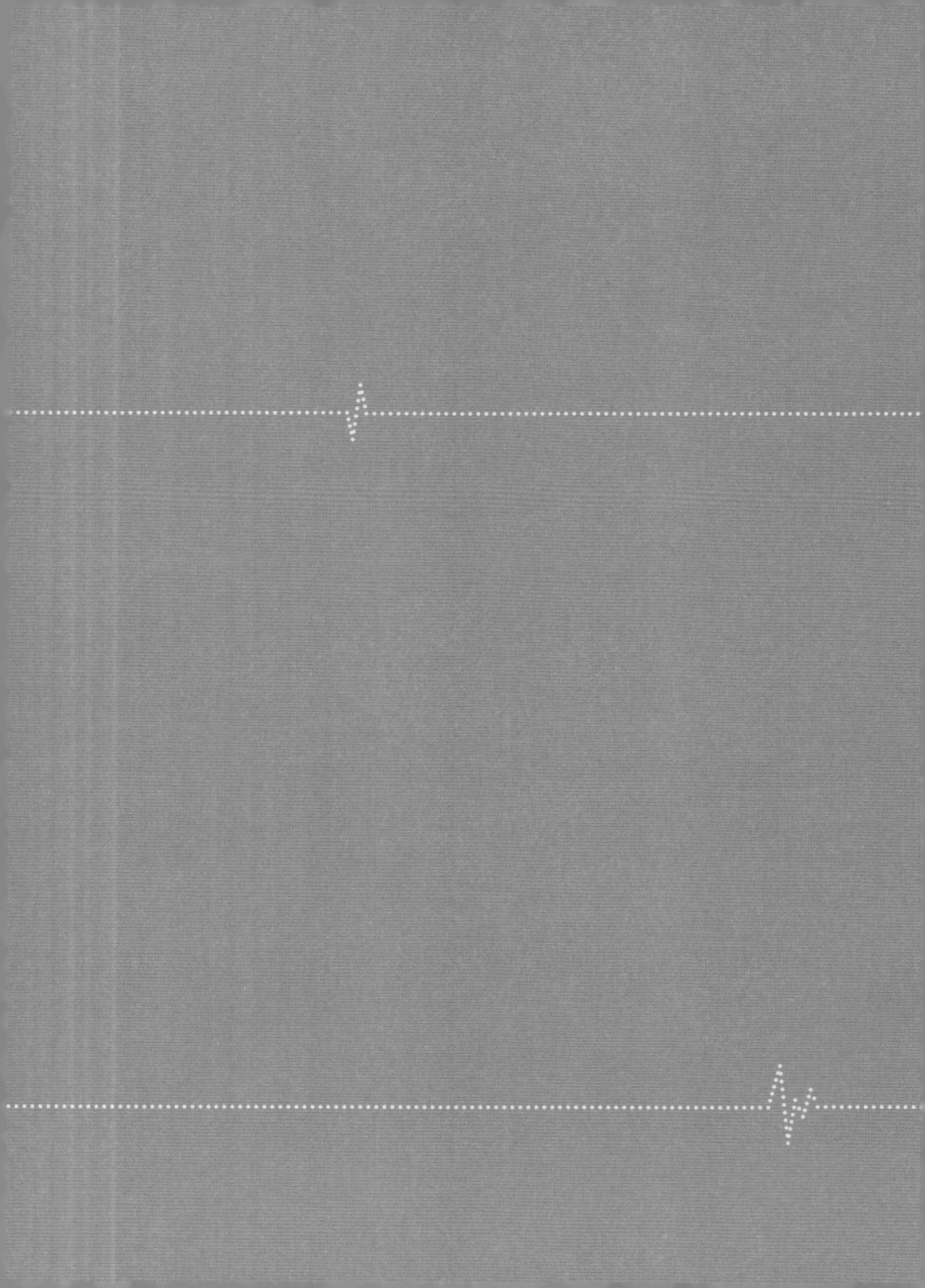

chapter 1 　현대의학의 한계

건강한 몸이란?

당신은 현재 몸과 마음이 편안하고 건강한가? 이 물음에 선뜻 '그렇다'고 대답하는 사람은 그리 많지 않을 것이다. 대개는 어깨결림, 요통, 권태감, 위장장애, 두통, 요통 등의 증상이 있거나 그밖에 어딘가가 좋지 않다고 말한다. 심지어 질병에 발목이 잡혀 꼼짝없이 병원과 약에 의존하며 생활하는 사람도 상당하다. 이처럼 몸의 이상 증상에 시달리는 사람들이 건강을 되찾으려면 어떻게 해야 할까? 심신이 편안하고 활력이 넘치며 스스로 병을 고칠 수 있는 몸 상태로 돌아가는 최강의 건강법은 무엇일까?

'고다 건강법'은 어디에, 어떻게 좋은가?

당신의 질병을 이길 수 있다

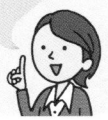

현대의학의 한계, 그리고 단식과의 만남

단식과 니시 건강법을 토대로 하는 소식요법은 고다 미츠오 박사가 50년 이상의 치료 경험과 연구 노력을 쏟아 부어 집대성한 것이다. 그렇다면 고다 박사는 어떤 계기로 현대인의 '식사'에 문제가 있다는 것을 깨닫게 된 것일까?

중학교 시절에 씨름선수로 활약한 고다 박사는 그 튼튼한 체력을 바탕으로 육군사관학교에 들어가 만능 스포츠맨으로 두각을 나타냈다. 그처럼 외형적으로 전혀 문제가 없어 보였던 고다 박사에게 한 가지 잘못된 식습관이 있었는데, 그것은 바로 단것을 매우 좋아한다는 것이었다. 심지어 달콤한 팥이 들어간 팥빵을 한 번에 6~7개나 먹었다고 한다.

때문에 겉으로는 멀쩡해 보였지만 이미 사관학교에 진학하기도 전에 위가 나빠졌고 연이어 급성간염으로 황달이 생기면서 병마에 시달리게 되었다. 병원을 내 집처럼 드나들며 치료를 받았지만 안타깝게도 급성간염은 결국 만성간염으로 진행되고 말았다.

좋아, 내 병은 내가 직접 치료하겠다!

질병에 굴복하고 싶지 않았던 고다 박사는 스스로 의사가 되어 직접 병을 치료하겠다는 결심을 다지며 오사카대학 의학부에 진학했다. 그런데 그가 질병을 배우고 연구하는 중에도 담낭염, 십이지장염, 대장염 등 질병의 수는 갈수록 늘어만 갔다. 시간이 지나면서 질병이 악화되자 어느 순간 그는 현대의학에 대해 회의를 느꼈다. 의학을 공부하면 할수록 현대의학의 한계가 뼈저리게 와 닿았기 때문이다. 그때 고민하던 그의 눈길을 사로잡은 것은 바로 민간요법과 동양의학이었다.

연구를 거듭할수록 그는 동양의학에 깊이 빠져들었고 그중에서도 그가 가장 주목한 것은 '단식요법'이었다. 하지만 연구로는 성이 차지 않았던 그는 직접 단식을 실천해보기로 했다. 그의 주치의는 "간질환을 앓을 때는 영양가 높은 음식을 섭취해야 합니다. 단식하면 죽습니다."라며 강력하게 반대했지만, 그는 개의치 않고 11일의 단식에 들어갔다.

운이 좋았던지 그는 단식을 하던 중에 고다 건강법의 기초가 되는 니시 건강법까지 알게 되었다. 그렇게 처음 시도한 단식에서 그는 굉장한 체험을 했다. 진작 했더라면 좋았을 걸 하는 후회가 들 정도로 몸 상태가 많이 좋아졌던 것이다. 이후 그는 단식을 몇 번 더 실행한 끝에 만성간염을 이겨냈고 완전한 건강체로 거듭났다.

이처럼 머리로는 지식을 흡수하고 몸으로는 경험을 받아들인 그는 의학부를 졸업한 뒤 오사카에 병원을 개업했다. 그리고 현대의학이 아니라 니시 건강법과 단식을 바탕으로 난치병 환자를 치료하기 시작했다.

건강메모
니시 건강법은 니시 가츠조[西勝造] 선생이 세계 각국의 문헌 7만 3,000권을 독파한 뒤, 그 중에서 362가지의 건강법을 실천해 체계화한 의학으로 1927년에 발표되었다. 주로 식양생[食養生]과 운동요법으로 되어 있다.

체험을 바탕으로
난치병 치료의 길에 들어서다

병원을 개업한 후에도 고다 박사는 자기 몸을 실험도구 삼아 강도 높은 연구를 지속했다. 예를 들어, 잎채소와 뿌리채소를 5종류 이상 갈아(니시 건강법 중 하나) 하루에 1,500g을 매일 섭취하며 위의 상태를 체크했다. 이러한 체험을 통해 그는 야채주스를 마시는 방법을 고안해내기도 했다. 극단적인 체험 중 하나는 현미를 크림 상태가 될 정도로 푹 익혀 먹었을 때 2개월간 변이 나오지 않았던 일이다. 그밖에도 그는 하루에 2번 맑은 장국만 마시며 2개월간 단식하는 등 정기적으로 단식을 지속했다.

이런 체험을 통해 그는 식사와 관련해 많은 사실을 알게 되었다. 가령 볼이 빨간 것은 장에 숙변이 쌓여 일산화탄소가 발생됨을 보여주는 증거다.

고다 박사가 환자를 치료할 때 주로 강조하는 것은 단식과 소식이다. 실제로 그는 생채식(익히지 않은 현미와 야채주스 등)만으로 하루에 150kcal를 섭취하는 극단적인 식사법을 지도하며 암 등의 난치병 치료에 심혈을 기울여 왔다. 그러한 노력은 과연 성공적이었을까? 물론이다. 그는 이미 단식과 생식을 병행해 난치병을 치료하는 의사로 전국에 이름이 널리 알려져 있다. 고다 박사가 난치병 치료의 일인자로 알려지면서 암 환자들이 그에게 몰려온 적도 있다. 탈모증으로 고생하던 사람이 효과를 본 뒤에는 병원에 탈모증 환자들이 넘쳐나기도 했다.

고다 박사 자신의 경험과 수많은 환자를 치료한 사례는 그 자체만으로 하나의 진료 역사와 치유법이 되고 있다. 덕분에 지금은 수많은 질병과 예방에

〉〉 높은 치료 효과 〈〈

● 고다 박사가 환자에게 실천을 권한 1일 2식 소식요법으로 효과를 본 질병과 증상

갱년기장애	다발성경화증	비만	위염·위궤양·
거친 피부·건조한 피부	담석	수술로 인한 장 유착	십이지장궤양·
고지혈증	당뇨병	숱이 적은 모발·탈모	위장 허약
고혈압	대상포진 후 신경통	습진	인지증
과민성대장증후군	대장 폴립	심신증	임신 중과 산후 부기
교원병	두통	심장병	자궁근종
(관절 류머티즘,	만성신염·부종	아토피성피부염	자궁내막증
전신성 강피증[强	만성피로증후군	안구건조증	저혈압
皮症], 피부근육	무릎통증	암	전신성 에리테마토데스
염, 베체트병)	바이러스성 간염·	어깨결림	척수소뇌변성증
궤양성대장염	간 기능 저하	오십견	치루
냉증	백내장	요통·추간판헤르니아	치주병
노안	백반	(디스크)·좌골신경통	통풍
녹내장	변비	우울증	화분증
뇌졸증	부정맥·동계	월경 전 증후군	황반변성증(눈의 질환)

※ 현대의학에서는 고칠 수 없다고 하는 척수소뇌변성증이 개선된 사례가 있는 것이 경이적이다.
※ 이 중에서 난치병을 극복한 사람은 대개 고다 박사로부터 직접 지도를 받고 단식을 실천했다.

대해 제각각 적절한 방법을 취하는 경지에 이르러 있다. 대표적으로 난치병 치료에 효과적인 식사 종류와 양, 적절한 수분의 양 등이 명확히 제시되고 있다. 뭐니 뭐니 해도 고다 박사가 강조하는 진리는 바로 이것이다.

건강을 해치는 최대 원인은 과식이다!

이는 고다 박사 자신의 체험과 난치병 치료를 포함해 수많은 치료 경험을 바탕으로 내린 결론이다. 나아가 그는 누구라도 실천할 수 있는 1일 2식의 소식요법을 구축하고 체계화했다.

"나을 수 있습니다. 한번 해보시겠습니까?"

최근에는 질병 치료에 식사요법을 도입하는 의사가 늘어나고 있다. 음식물 섭취가 질병에 미치는 영향에 주목해 치료의 첫 단계로 식사요법을 선택하는 것이다. 이처럼 현대의학이 기존의 일반적인 치료에서 식사요법을 접목한 치료로 바꾸면 처음에는 의외의 성과가 나타나 의사나 환자 모두 깜짝 놀라게 된다. 문제는 그 다음에 발생한다.

일단 효과가 있다는 평판이 나면 환자가 몰려드는 것은 당연한 일이다. 하지만 환자가 몰려들면 자연히 고치지 못하는 사례도 늘어나게 된다. 이 경우 대개는 식사요법에만 의존하는 것에 한계를 느껴 현대의학이 제시하는 약과 건강식품을 병행하게 된다. 물론 이렇게 하면 치료 성과는 오를 수 있지만 식사요법은 진보하지 못한다. 그런데도 그 중에는 약간의 성과에 취해 목에 힘을 주면서 연구를 게을리 하는 의사도 있다.

고다 박사는 마치 우직한 소처럼 소식요법을 깊이 파고들었다. 고난의 길임을 뻔히 알면서도 온몸을 바쳐 거침없이 나아가는 수행자의 자세로 연구에 연구를 거듭한 것이다. 나는 고다 박사처럼 두 눈에서 엄격함과 따뜻함을 동시에 발하는 사람을 본 적이 없다. 그는 자기 자신에게는 매우 엄격하지만 다른 사람에게는 한없이 낮은 자세로 임하는 사람이다. 그래서 그가 더욱더 존경스럽다. 물론 그와의 인연으로 질병을 치료한 수많은 사람들이 보내는 존경심은 하늘을 찌를 듯하다. "나을 수 있습니다. 한번 해보시겠습니까?"라는 그의 말을 믿고 소식요법을 실천해 고통에서 벗어났으니 당연한 일이 아닐까?

환부뿐 아니라 전신을 통해 병을 진단한다
수많은 난치병이 나았다

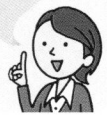

환자의 체형을 통해 건강 상태를 진단한다

오랫동안 의학기자로 활동해온 나는 그동안 수많은 의사와 동양의학 권위자들을 취재해왔다. 하지만 지금까지 고다 박사만큼 탁월한 실력을 보여주는 의사를 만나본 적이 없다. 그에 관한 모든 것을 이 책에 수록하는 것은 불가능하지만 한두 가지 사례만으로도 그의 탁월함을 한눈에 알아볼 수 있을 정도다. 단적으로 말해 고다 박사 앞에서 화분증 정도는 질병도 아니다.

한번은 취재를 위해 어느 편집자와 함께 그를 만나러 갔다. 그런데 편집자를 본 고다 박사가 대뜸 이렇게 말했다.

"건강하긴 한데 좀 과식을 하시네요. 화분증이 있으시죠? 아침식사는 하지 말고 저녁식사도 양을 줄이면 확실히 효과를 볼 수 있습니다. 손을 좀 보여주시겠습니까? 술을 자주 마시네요. 삼가는 게 좋아요. 식사량을 줄이기만 해도 화분증은 곧 좋아질 겁니다."

이처럼 고다 박사는 얼굴과 체형을 보는 것만으로도 건강 상태를 알아맞힌다. 손바닥을 보는 것 역시 고다 박사가 행하는 진단법 중 하나다. 흥미롭게도 고다 박사에게 진료를 받은 사람들 사이에는 이전부터 "고다 선생님은 아우라 진단(사람이 주위에 발산하는 독특한 기운, 즉 아우라를 보고 그 사람의 건강, 정신 상태, 영적 개발 상태를 알아냄)이 가능하다"는 소문이 나 있었다. 어쨌든 나와 동행했다가 뜻하지 않게 진료를 받게 된 편집자는 저녁식사와 술의 양을 줄였고, 며칠 만에 화분증이 거의 사라지는 경험을 했다.

> **건강메모**
> 화분증 환자는 주로 재채기, 콧물, 코 막힘, 눈의 가려움증 등의 증상을 보이는데, 현재 환자 수가 꾸준히 증가하고 있다.

아주 오래 전에 이런 일도 있었다. 한번은 내가 기르던 개가 자궁축농증이라는 감염증에 걸리고 말았다. 병원에 데려갔더니 수의사는 자궁에서 계속 고름이 나오고 있다며 주사를 놓아주었는데 별다른 변화가 없었다. 시간이 좀 더 흐르자 수의사는 그대로 두면 패혈증에 걸려 죽게 되니 자궁을 절개하자고 했다. 나는 혹시나 하는 마음으로 고다 박사에게 개의 증상을 들려주었다. 그는 깊이 생각할 필요조차 없는 증상이라는 듯 즉각 치료법을 알려주었다.

"그 증상은 영양과다에서 비롯된 것입니다. 그러니 생야채만 먹여 보세요. 유방염에 걸린 소도 사료를 주지 않고 목초를 먹이면 질병이 낫는답니다. 한번 시도해보세요."

나는 즉시 사료를 치워버리고 오이와 상추 등 생야채를 중심으로 먹이를 만들어 주었다. 그렇게 일주일 정도 지나자 개의 표정과 움직임에 확실히 변화가 나타났다. 이후 익힌 야채와 생야채를 함께 주었는데 24일째에 고름이 완전히 멈춘 것을 확인할 수 있었다.

이처럼 내가 경험한 몇 가지 사례만으로도 충분히 놀라울 지경이지만, 사실 겉으로 드러난 증상만 보고도 우리의 내부에서 어떤 일이 벌어지고 있는지 단박에 알아차리는 고다 박사에게 이런 일쯤은 아무것도 아니다.

수많은 난치병이 나았다!

지금까지 고다 박사는 자신이 고안한 독특한 치료법으로 수많은 질병을 치료해왔다. 그 대표적인 증상으로는 관절 류머티즘 등의 교원병, 궤양성대장염, 여러 가지 암, 아토피성피부염, 당뇨병, C형 간염, 만성피로증후군, 자궁근종 등이 있다. 특히 현대의학으로 잘 낫지 않던 질병을 치료한 사례는 일일이 헤아릴 수조차 없을 정도다.

녹내장으로 시야가 일부 일그러져 보이던 환자가 그 증상에서 회복되기도 했고, 척수소뇌변성증에서 깨끗하게 벗어난 환자도 있다. 또한 전신성 에리테마토데스(홍반성낭창)를 극복한 사례도 있다. 흥미롭게도 이들이 사용한 약이라고는 수산화마그네슘(완하제) 외에는 아무것도 없다.

나는 취재 중에 우연히 궤양성대장염에 걸린 남성을 만났는데, 그는 자신의 경험을 들려주며 고다 건강법의 위력이 어느 정도인지 열변을 토했다. 40대 초반인 그는 고다 박사가 권하는 대로 소식을 하면서 고다 건강법을 실천해 5개월 만에 질병을 치유했다고 한다.

궤양성대장염에 걸리면 대장의 점막에 궤양과 진무름이 발생하는 탓에

〉〉 고다 박사의 치료와 현대의학의 차이 〈〈

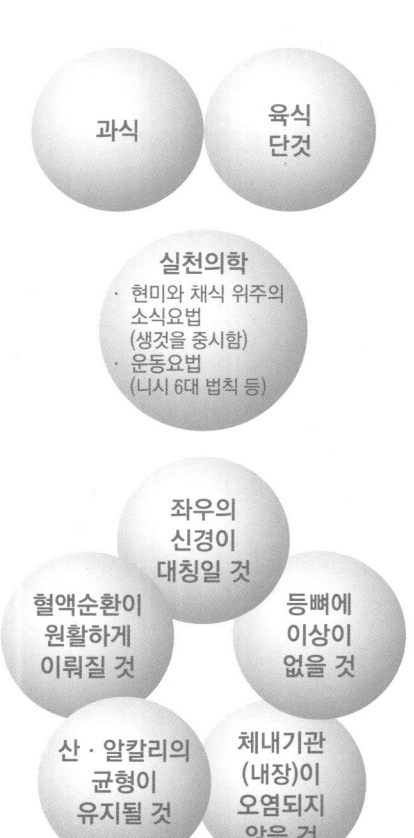

고다 박사의 치료

인간의 어리석음과 약함을 인정하고 건강해지는 길을 모색한다.

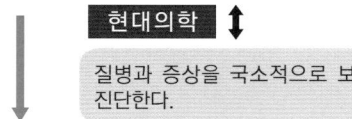

단식과 식사요법(소식요법) 실천

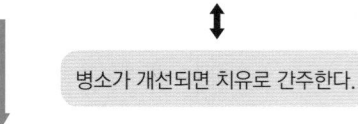

인체를 전체적으로 파악해 얼굴, 골격, 복부, 손바닥 등을 보고 신체의 어디에 어떤 이상(문제)이 있는지 적확하게 진단한 뒤 그 원인을 지적한다. 한 사람 한 사람에게 적합한 양생법(건강하게 오래 살기를 꾀하는 방법)을 지도한다.

병소가 개선되면 치유로 간주한다.

모든 생명에 대한 사랑과 자비 사상에 기반을 두고, 또한 환경보호의 관점에서 가능한 살생하지 않는 식생활을 한다.

설사와 점액성혈변 증상이 지속적으로 나타난다. 다행히 한 번 나오면 쉽게 재발하지 않는다는 특징이 있지만 현대의학에서는 '원인을 알 수 없는 질환'으로 간주한다. 일단 증상이 나타나면 약물요법에 기본을 두고 치료에 들어가도 완치가 어렵기 때문이다. 간혹 약물요법으로 증상이 가라앉는 경우도 있는데, 이는 일시적인 현상으로 또다시 증상이 나타나 일상생활이 곤란해질 정도로 심해지기도 한다.

내가 만난 남성도 연신 화장실을 들락거리느라 몹시 고통스러운 상태라고 했다. 그러던 어느 날 그는 고다 박사의 진료를 받고 만성피로증후군에서 벗어난 사람을 만나게 되었다. 그가 자랑하기를 고다 박사가 권하는 대로 소식요법을 실천한 결과 만성피로증후군을 완전히 날려버릴 수 있었다는 것이 아닌가. 그는 즉시 고다 박사를 찾아갔고 소식요법을 처방받았다.

소식요법에서는 1일 2식을 권하며 식단에 들어가는 것은 주로 몸에 좋은 야채주스와 현미, 두부, 다시마, 깨 등이다. 이와 더불어 온·냉욕과 니시 운동법을 권하는데 이것이 치료의 전부다. 이 요법을 지속해 장의 상태가 개선되면 증상이 일진일퇴를 되풀이하게 된다. 그 과정에서 명현반응(질병으로 인해 균형을 잃었던 몸이 질서를 잡아나가는 과정에서 일시적으로 증상이 악화되거나 배출 반응이 나타나는 것)이 나타나 일시적으로 증상이 악화되는 경우도 있다.

이 남성은 고다 박사에게 정기적으로 전화를 해서 상태와 증상의 변화를 말하고 지시를 받았다. 그는 자신의 경험담을 들려주었다.

"신기하게도 고다 박사님은 다음에 저에게 어떤 변화가 일어날 것인지 늘 미리 알고 있었습니다. 제가 어떤 상태인지 말하면 이제 곧 어지럼증이 나타날 텐데 그것은 숙변이 대량으로 배설되기 전의 전조입니다. 복부에 된장 찜질을 하십시오'라고 지시했죠."

특히 난치병의 경우 명현반응이 반복(증상의 일진일퇴)되다가 결국에는 극적으로 질병이 치유되는데, 이러한 사례는 일일이 열거하기조차 힘들 정도로 많다. 여기서 내가 강조하고 싶은 것은 고다 박사가 한두 번밖에 진찰하지 않은 환자의 상태 변화를 늘 앞서서 읽어낸다는 사실이다.

인체를 알아야 병의 원인을 간파할 수 있다

건강에 문제가 있음을 알리는 신호 알아채기

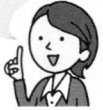

약에 의존하는 것은 위험하다

많은 사람이 병은 의사가 고쳐주는 것이라고 생각한다. 약을 복용하면 병이 낫는다고 생각하는 사람도 꽤 있다. 하지만 고다 박사는 이러한 사고방식에 일침을 가한다.

"약은 일시적으로 고통을 완화시키는 방편에 지나지 않습니다. 이러한 사실을 분명히 깨달아야 합니다. 예부터 '올바른 식생활을 하는 사람에게는 병이 없다'는 말이 있습니다. 소식을 하면 건강해지고 질병을 예방할 수 있습니다. 설사 병에 걸릴지라도 스스로의 자연치유력으로 고칠 수 있습니다."

건강 이상 상태는 과연 노화 탓일까?

건강상에 어떤 문제가 발생하면 그것을 노화의 탓으로 돌리는 사람도 있다. 예를 들어 중년이 되어 머리숱이 줄어들 경우 "나이가 들면 머리카락이 빠지는 것은 당연하다"고 말한다. 얼굴에 기미가 생겨도 나이 탓으로 돌리며 '늙으면 누구에게나 생기는 것'이라거나 '노화에 따른 자연적인 현상'이라고 생각한다.

물론 나이가 들면 누구나 그런 현상을 겪게 된다. 그렇다면 30대와 40대에 깊은 주름이 생기는 것도 노화의 탓으로 돌려야 할 것인가? 고다 박사는 식생활 등에 문제가 있으면 체내기관의 기능이 떨어져 실제 나이보다 더 빨리 노화가 진행된다고 말한다. 그 결과 머리숱이 줄어들거나 기미가 생기게 된다. 여기까지는 그러려니 할 수도 있지만 다음의 말은 건강에 무관심한 아웃사이더도 마음이 동하지 않을 수 없을 것이다.

"식사에 유의하고 건강을 위해 올바른 생활을 영위하면 90세, 100세가 되어도 검은머리가 그대로 나옵니다. 기미도 그다지 생기지 않습니다. 노화는 피할 수 없지만 그 진행을 늦출 수는 있습니다. 그리고 올바른 생활을 영위한 사람만이 건강하게 장수할 수 있습니다."

건강체와 약체

고다 박사에 따르면 건강한 사람과 그렇지 못한 사람은 잠을 잘 때도 차이가 있다고 한다. 그 차이를 만들어내는 것은 바로 식사량이다. 음식물을 많이 섭취하면 잠을 자는 동안에도 몸이 체내에 남아 있는 음식물을 대사하기에 바빠 오랜 시간 잠을 자지 않으면 피로가 해소되지 않는다.

반면, 소식은 물론 야식에도 손을 대지 않으면 잠을 잘 무렵에는 위가 비어 있게 된다. 이 경우에는 체내기관이 별다른 활동을 하지 않아 숙면을 취할 수 있기 때문에 아침에 일찍 일어나도 몸이 개운하다.

건강체와 약체는 추위와 더위에 대한 적응력 면에서도 차이가 나타난다. 추위와 더위를 그다지 타지 않는 사람은 건강체지만 추위와 더위에 약한 사람은 약체라고 할 수 있다. 고다 박사는 이러한 차이에도 과식이 관여한다고 말한다.

"일반적으로 살이 찐 사람은 더위를 잘 타고 땀도 많이 흘립니다. 그렇다고 이들이 추위에 강한 것도 아닙니다. 이들은 더위와 마찬가지로 추위에도 약합니다. 이러한 현상이 나타나는 가장 큰 원인은 과식에 있습니다. 과식으로 인체가 과부하에 걸려 추위와 더위에 모두 약한 것입니다."

최근에는 흥미롭게도 땀을 잘 흘리지 않는 젊은 여성이나 냉한 체질을 보이는 사람이 증가하고 있다. 이러한 증상이 나타나는 이유는 체온을 조절하는 기능이 정상이 아니기 때문이다. 땀을 지나치게 많이 흘리거나 전혀 흘리지 않는 것은 모두 정상이라고 할 수 없다. 건강한 몸의 체온은 일반적으로 아침 35.8℃, 저녁 36.3℃로 나타난다. 또한 정말로 건강한 사람은 여름에 땀을 지나치게 많이 흘리지 않고, 겨울에 그다지 추위를 느끼지 않는다.

맥박 역시 건강을 확인하는 하나의 기준이 된다. 약체는 맥박이 너무 빠른 반면 건강체는 약간 느리게 나타난다. 사람의 일생에서 맥박 수는 일정하게 나타나기 때문에 너무 많이 뛰면 그만

>> 건강체와 약체의 차이 <<

건강체

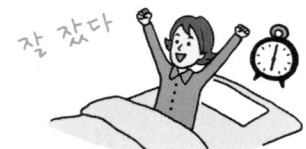
- 수면 시간이 짧아도 괜찮다

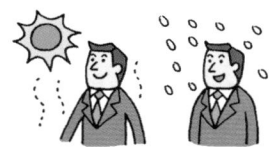
- 추위와 더위를 그다지 느끼지 않는다

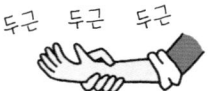
- 맥박이 늦다

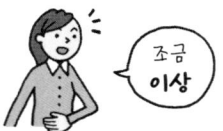
- 컨디션이 조금만 나빠도 민감해진다

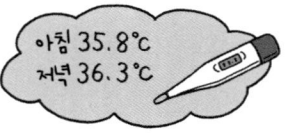
- 정상체온

과식으로 인한 약체

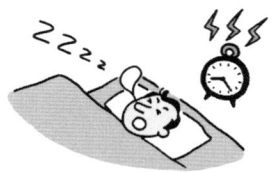
- 오래 자지 않으면 피로가 풀리지 않는다

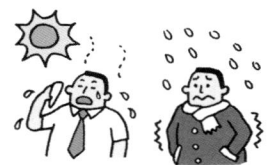
- 여름에는 몹시 더위를 타고 겨울에는 극도로 추위를 탄다

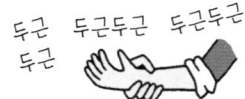
- 맥박이 빠르다

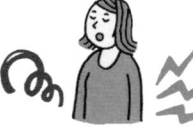
- 항상 피곤하고 자신의 건강이상 상태에 대한 감지력이 둔하다

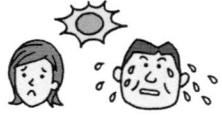
- 땀을 전혀 흘리지 않거나 너무 많이 흘린다

큼 수명이 단축된다. 고다 박사는 하루 150㎉의 초소식을 하는 사람은 맥박이 극단적으로 늦어져 1분간의 맥박 수가 줄어든다고 말한다.

자기 몸의 이상 상태를
깨닫지 못하는 사람이 너무 많다

고다 박사에 따르면 건강한 사람과 그렇지 못한 사람의 결정적인 차이는 '이상을 느끼는 감각의 정도'에 있다고 한다. 특히 그는 '포식의 시대'로 불리는 오늘날 실제로는 수많은 사람이 과식으로 건강 이상 상태에 놓여 있지만 그것이 은폐되고 있다고 지적한다. 과식을 하면 이상을 느끼는 감각이 둔해져 이상 징후가 있어도 느낄 수 없다는 말이다.

"예를 들어 습관적으로 야식을 즐기는 사람은 다음날 아침에 이상을 느끼지 않을 수도 있습니다. 하지만 시험 삼아 2~3일간 야식을 끊으면 틀림없이 그 다음날 몸이 가볍고 개운할 것입니다. 이후에 본래의 습관으로 돌아가 야식을 즐길 경우, 이전과 달리 아침에 일어났을 때 컨디션이 나쁘다는 것을 민감하게 느낄 수 있습니다."

정말로 건강한 사람은 위장 등에 조금이라도 부담이 느껴지거나 작은 이상 증상이 있을 때 금방 알아챌 수 있다. 가령 장에 약간의 염증만 생겨도 감지할 수 있다. 반면 과식으로 과부하가 걸린 몸은 병과 이상 징후에 둔감해져 대장의 폴립이 암 덩어리가 되는 지경에 이르러도 전혀 느끼지 못한다.

한눈에 몸 상태를 알 수 있는 방법
몸의 경직된 정도와 손바닥 살피기

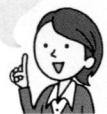

몸이 경직되어 있으면 장수할 수 없다

몸의 유연성은 건강과 어떤 관계가 있을까? 고다 박사는 몸이 경직되어 있으면 장수할 수 없다고 잘라 말한다.

"건강하게 장수하고자 한다면 몸이 부드러워야 합니다. 여성의 평균수명이 남성보다 긴 것도 몸의 유연성과 관계가 있습니다. 몸의 유연성은 선천적인 면도 있지만 무엇보다 식사, 운동 등의 생활습관이 큰 영향을 미칩니다. 과식과 운동 부족이 근육을 경직되게 만드는 것은 당연한 결과입니다."

언젠가 A씨와 함께 고다 박사를 만나러 갔을 때의 일이다. 사실 A씨는 몇 년 전에 고다 박사를 만난 적이 있었다. 고다 박사는 A씨를 보자마자 "건강이 말이 아니군요. 저 침대 위에 올라가 앉아보세요"라고 하더니 다리를 벌리고 상체를 엎드려 보라고 했다. A씨는 다리를 충분히 벌리지 못했고 상체 역시 조금밖에 구부리지 못했다.

"몸이 이렇게 경직되어 있다는 것은 건강이 좋지 않다는 증거입니다. 본래는 건강체인데 최근에 과식을 하고 있는 모양이네요."

고다 박사는 몸이 얼마나 유연해야 하는지 알려주기 위해 직접 시범을 보여주었다. 당시에 그는 일흔여덟 살이었음에도 두 다리를 수평으로 벌린 뒤 상체가 다리에 닿을 정도로 몸을 구부릴 수 있었다.

"몸이 이 정도로 유연하지 않으면 90세, 100세까지 건강하게 장수할 수 없어요."

A씨는 거의 매일 저녁마다 술을 마셨다. 그런 생활이 10년 이상 지속되자 마흔 살이 넘어서면서 경계형당뇨(정상과 당뇨병 사이의 혈당 농도를 보이는 경우를 말함. 혈당치가 200mg/dℓ를 넘으면 당뇨, 140~199mg/dℓ는 경계형이다)라

는 진단을 받았고 그 후 반년 만에 당뇨병 판정이 내려졌다. 더구나 콜레스테롤과 중성지방, 간 기능 수치도 표준치를 넘어선 상태였다.

고다 박사는 그 자리에서 A씨에게 처방전을 써주었다. 그로부터 3개월 후 A씨로부터 전화가 걸려왔다.

"고다 박사님은 역시 대단하시네요. 지난주에 건강검진을 받았는데 오늘 결과가 나왔어요. 혈당치뿐 아니라 콜레스테롤과 중성지방, 간 기능도 전부 정상으로 돌아왔습니다."

그가 그런 결과를 얻게 된 이유는 최선을 다해 고다 박사의 처방을 실천했기 때문이다.

손바닥을 보면 건강 상태를 알 수 있다

환자를 진료할 때 고다 박사가 가장 먼저 살피는 것은 손바닥이다.

손바닥에는 건강 상태와 성격이 그대로 나타나 있다. 사실 고다 박사는 손바닥을 보고 건강 상태를 파악하는 데 거의 달인 수준이다.

"손바닥은 분홍빛을 띠는 것이 가장 좋습니다. 만약 귤과 호박을 많이 먹지 않는데도 누런빛을 띤다면 간이 약한 것입니다. 붉은빛이 감돌면 원기가 지나쳐 심장에 지장이 있고요, 흰빛을 띠면 빈혈이 있는 것입니다."

또한 그는 손바닥을 보면 숙변의 유무도 알 수 있다고 한다.

"손바닥에 파란 혈관이 튀어나와 있으면 숙변이 있는 것입니다. 숙변이 많이 쌓일수록 혈관의 파란선도 굵고 진해집니다. 그밖에 썰렁하게 차가운 손도 숙변이 쌓여 있다는 증거지요."

이처럼 고다 박사는 손바닥, 즉 수상(手相)을 보고 건강을 판단하는데 수상은 시간이 지나면서 바뀔 수 있고 수상이 바뀌면 수명이 연장된다고 한다.

>> 고다 박사의 지시서 <<

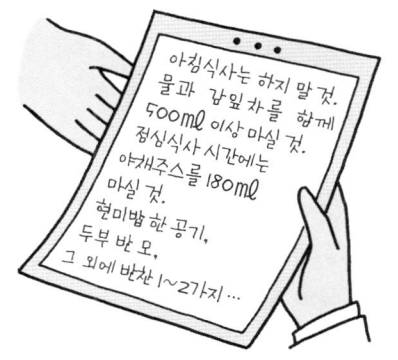

한눈에 몸 상태를 알 수 있는 방법 — 23

》》 손바닥에는 내장 상태가 나타난다 《《

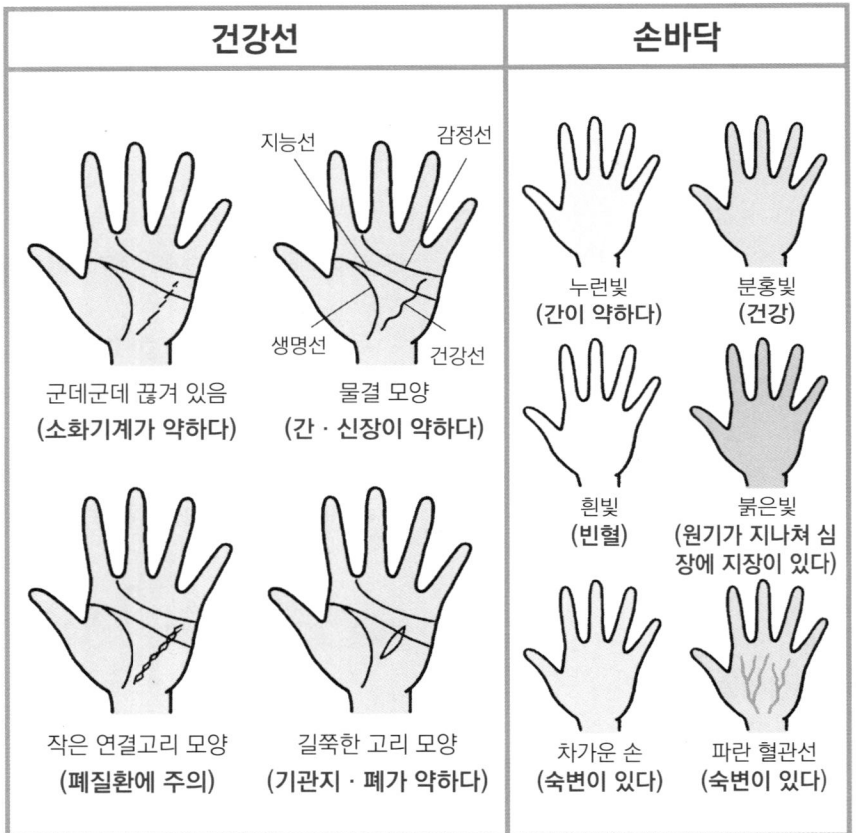

"나는 거의 60년간 수많은 환자를 만났는데 그 과정에서 수상은 바뀔 수 있고 더불어 수명 연장이 가능하다는 것을 확신하게 되었습니다."

손은 많은 신경과 관계되어 있고 수상이 좋다고 하는 것은 손의 신경과 관련된 장기 및 기관의 기능이 좋다는 뜻이다. 반면 손의 신경이 충분히 기능하지 못하면 수상이 빈상(貧相)이 되고, 이는 곧 체내기관의 기능이 떨어져 있음을 의미한다.

"일반적으로 왼손은 과거를, 오른손은 미래를 나타낸다고 합니다. 실제로 오른손의 수상은 잘 바뀌지만 왼손의 수상은 잘 바뀌지 않아요. 나는 장의 왼쪽 숙변은 좌뇌가, 오른쪽 숙변은 우뇌가 관계한다고 생각합니다. 장의 오른쪽에 숙변이 쌓이면 우뇌의 혈관이 팽창합니다. 그러면 우뇌가 압박을 받아 왼쪽의 운동신경이 마비되고 왼손의 수상이 나빠집니다. 특히 장의 오른쪽 숙변, 즉 상행결장의 숙변은 배출하기 어렵기 때문에 왼손 수상은 잘 바뀌지 않습니다."

하지만 단식을 해서 숙변이 모두 빠져나오면 수상은 갑자기 싹 바뀐다고 한다.

"손을 앞으로 구부렸을 때 나오는 손목선도 매우 중요합니다. 손목에는 모두 여덟 개의 뼈가 있는데 그것이 유착되면 손목이 잘 구부러지지 않습니다. 이 경우 손목선이 나오지 않게 됩니다. 손목선이 선명하게 3개 나오면 100세 장수합니다."

손목선이 선명하게 나오도록 하려면 모관운동(모세혈관 강화 운동으로 혈액순환을 촉진한다. P.95 참조)에 이어 손목을 10번씩 안쪽과 바깥쪽으로 돌려 세로로 흔드는 운동을 하는 것이 좋다. 이렇게 하면 손목의 뼈가 유착되지 않아 손목선이 확실하게 나오는데 단식을 해도 동일한 효과가 나타난다.

"좋은 수상으로 바꾸는 데 가장 좋은 것은 배복운동(척추운동과 복부운동을 동시에 하는 운동으로 위장병과 허리병을 고치는 데 효과적이다. P.91 참조)입니다. 이 운동을 몇 년간 계속하면 등뼈가 모두 반듯해지기 때문에(추골(椎骨) 하나하나가 잘 움직인다) 압박을 받던 신경이 움직이게 되어 수상이 이전과 비교가 안 될 정도로 바뀝니다."

> **건강메모**
>
> 고다 박사는 손의 크기로 환자의 성격까지 알 수 있다고 한다.
> - 손이 큰 사람 → 세심하게 신경을 쓴다.
> - 손이 작은 사람 → 상황을 전체적으로 파악한다.
> - 손가락 관절이 좋은 사람 → 인내력이 있다.
> - 손이 부드러운 사람 → 일을 무리 없이 해결해나간다.

사람은 왜 병에 걸리는 것일까?

병에 걸리지 않는 생활이란?

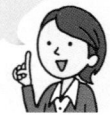

체질을 극적으로 바꾸면 병을 물리칠 수 있다

사실 현대의학에서는 '알레르기와 생활습관병은 잘 낫지 않는다'고 인식한다. 그런데도 사람들은 대개 병원에 가야 병을 치료할 수 있다고 생각하기 때문에 괴리가 발생하고 만다. 실제로 열심히 병원에 다니고 있지만 생활습관병과 알레르기가 잘 낫지 않는다고 호소하는 사람이 적지 않다.

그렇다면 현대의학이 이러한 병을 잘 치료하지 못하는 이유는 무엇일까? 고다 박사는 그 이유 중 하나는 현대의학에서는 체질을 바꾼다는 발상도, 바꿀 방법도 없기 때문이라고 말한다. 많은 사람이 체질은 바뀌지 않는다고 생각하지만 이는 사실과 다르다. 체질은 얼마든지 바뀔 수 있으며 '체질이 나쁘다'고 하는 것은 구실에 지나지 않는다. 또한 현대의학에서는 '개개인의 체질에 맞춰 치료한다'는 발상 자체가 존재하지 않는다. 이런 상태에서 제대로 된 진단이 내려지길 기대한다는 것은 모순이다.

반면 동양의학은 체질을 음성체질과 양성체질로 나눠 대응한다. 예를 들어 음성체질에게는 식사를 할 때 양성식품을 섭취하도록 권한다. 냉성(찬 성질)은 음성체질인데 식품의 생것은 음성식품으로 분류되므로 생야채가 아니라 양성의 따뜻한 성질을 갖고 있는 온(溫)야채를 먹게 한다. 이처럼 음성체질에는 양성식품이 맞는다는 개념은 상식적이고 이치에도 맞는다. 하지만 고다 박사는 이 정도의 발상으로는 체질이 바뀌지 않는다고 말한다.

"음에 대해 양, 즉 음성체질이 따뜻한 성질의 온야채를 섭취하면 체질을 바꿀 수 있을 거라고 생각할지도 모르지만 이 정도로는 일시적으로 증상이 좋아질 뿐입니다. 다시 말해 체질이 바뀌진 않습니다. 그렇기 때문에 동양의학에서도 일반적으로 타고난 체질은 평생 지속된다고 말합니다."

체질을 바꾸려면 보다 강도 높은 노력이 따라야 한다. 고다 박사는 합리적인 발상에 머무는 것이 아니라 비합리적인 발상으로 극적인 변화를 일으켜야 한다고 말한다.

"3일 이상 단식(물 이외에는 아무것도 섭취하지 않는 단식을 말함)을 하면 극적으로 증상이 개선되는 경우가 많은데, 이는 단식이 비합리적이기 때문입니다. 우리가 비합리적으로 행동하면 죽음에 한 걸음 더 가까이 다가가게 됩니다. 그러면 인체는 살고자 하는 의지에서 강하게 반발을 하지요. 그 힘이 체질을 바꾸는 것입니다."

>> 나쁜 버릇이 병을 만든다 <<

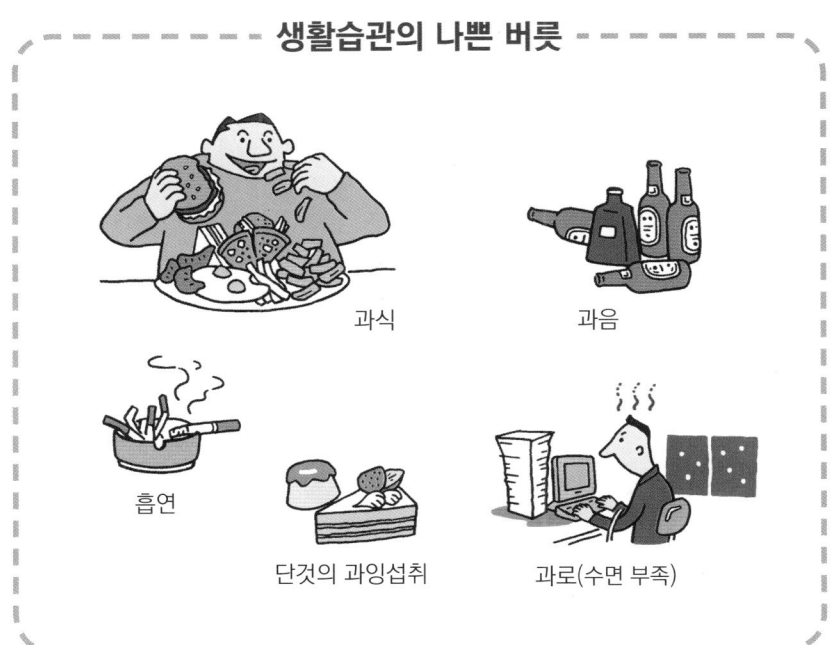

생활습관의 나쁜 버릇

과식

과음

흡연

단것의 과잉섭취

과로(수면 부족)

사람은 왜 병에 걸리는 것일까?

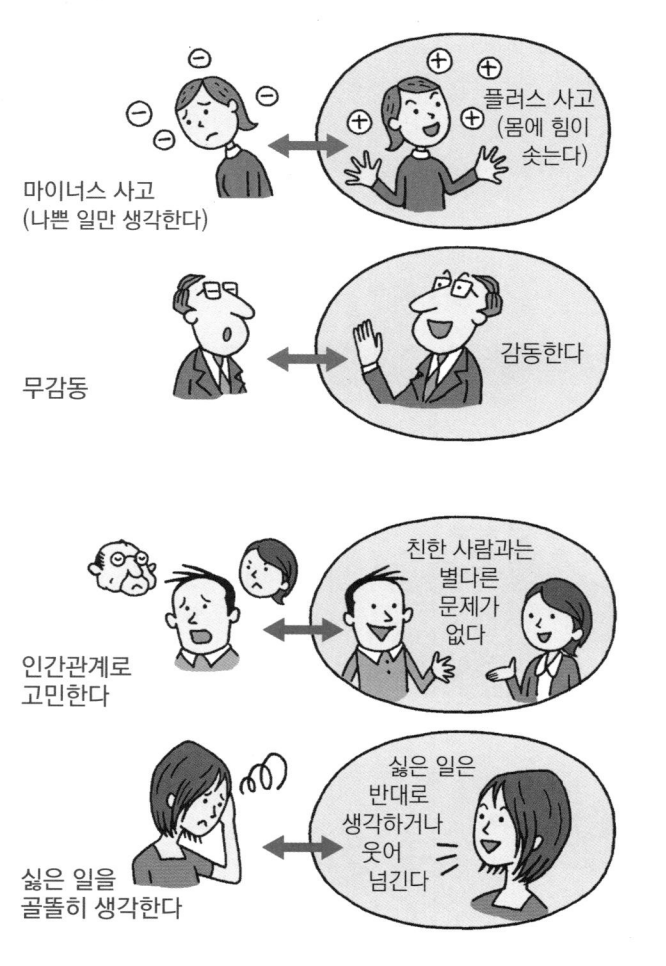

당신의 '나쁜 버릇'이 병을 만든다

왜 건강이 나빠지는 걸까? 왜 병에 걸리는 걸까? 대표적으로 생활습관병은 나쁜 생활습관 때문에 생긴다. 나쁜 생활습관은 다른 말로 '나쁜 버릇'이라고 할 수 있다. 고다 박사는 "고치기 힘든 병과 몇 가지 질병을 앓고 있는 사람일수록 나쁜 버릇이 많다"고 말한다.

"나쁜 버릇이란 단것을 좋아하고 과식하는 것, 술을 지나치게 많이 마시는 것, 수면 시간을 줄이면서까지 일에 열중하는 것 등을 말합니다. 이처럼 건강을 해치는 원인이 되는 나쁜 버릇을 고치는 것이 양생법의 출발점입니다."

하지만 나쁜 버릇은 좀처럼 고쳐지지 않는다. 어쩌면 그렇기 때문에 생활습관병으로 고통을 겪는 사람이 많은지도 모르지만 건강을 위해 독하게 마음먹고 나쁜 버릇을 고쳐 나가야 한다.

"세 살 버릇 여든까지 가고, 쉰 살 버릇은 무덤까지 간다고 합니다. 그처럼 버릇은 나이가 들어도 쉽게 고쳐지지 않습니다. 그래도 건강을 생각한다면 자신의 나쁜 버릇을 반성하고 하나씩 혹은 조금씩 고쳐 나가려고 노력해야 합니다."

고다 박사는 나쁜 버릇 중에서도 '마음의 나쁜 버릇'이 가장 좋지 않다고 지적한다.

"예를 들면 난치병에 걸린 사람 중에는 인생의 어두운 면만 보는 사람이 있습니다. 애써 노력한 덕분에 증세가 호전되는 기미가 보일 때조차 '전혀 바뀌지 않네요. 안 되겠어요'라고 비관적으로 받아들입니다. 이처럼 부정적인 사고방식에 젖어 있으면 마이너스 호르몬밖에 나오지 않기 때문에 병을 고치기가 힘듭니다."

반면 어떤 일이든 적극적, 긍정적으로 받아들이면 플러스 호르몬이 나와 병을 고치는 힘이 솟아난다. 시중에 '긍정적 자세'와 관련해 헤아릴 수조차 없을 정도로 많은 책이 쏟아져 나오는 이유도 여기에 있다.

그밖에 인간관계로부터 발생하는 스트레스도 피할 수 없는 문제다. 고다 박사의 얘기를 들어보자.

"스트레스는 건강을 해치는 커다란 요인입니다. 특히 인간관계에서 스트레스가 쌓이는 것은 바람직하지 않습니다. 그러므로 부부나 친구 등 친한 사람과의 사이에 트러블이 발생하면 서로 상대를 용서하고 받아들이는 마음의 자세가 중요합니다."

또한 고다 박사는 건강하게 장수하려면 감동하는 일과 자신이 무엇을 위해 살고 있는지 사명감을 갖는 것이 중요하다고 말한다.

"사명감이 분명한 사람은 일상생활 속의 작은 성취에도 감동을 느끼지요. 따라서 자신이 무엇을 위해 사는지 분명히 알고 있어야 합니다. 더불어 유머를 즐기는 자세도 필요합니다. 살다 보면 화가 날 때도 있고 후회스러운 일도 생기게 마련입니다. 이런 상황에 놓였을 때는 가능한 부정적으로 받아들이지 않아야 합니다. 뭔가 화가 나는 일이 있거나 실패를 했을지라도 재치 있는 유머로 웃어 넘기는 것이 좋습니다. 웃음이 면역력을 높여 주기 때문이지요. 웃는 얼굴로 살아가는 것은 건강을 위해 매우 지혜로운 자세입니다."

건강메모

대표적인 생활습관병에는 암, 심장병, 뇌혈관장애, 고혈압, 고지혈증, 당뇨병, 비만, 골다공증, 인지증(신경세포의 손상 등으로 지능, 의지, 기억이 지속적, 본질적으로 상실돼 정상적인 정신 능력을 잃어버린 상태) 등이 있다.
이러한 질병은 식습관, 운동습관, 음주, 흡연 등의 생활습관이 그 발병 증세와 진행에 관여하는 질환군이다.

건강을 지키려면 역시 '소식' 밖에 없다

무의식 중에 과식하고 있지 않은가?

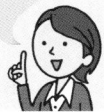

소식은 건강의 출발점이다

고다 박사는 "건강한 몸을 만들거나 병에 걸리지 않기 위한 지름길은 없다"고 말한다. 빠르고 쉽게 건강을 이룰 수 있는 방법을 찾지 말고 정석대로 몸에 좋은 습관을 들이라는 얘기다.

"내가 오랜 경험을 통해 얻은 결론이자 진리는 '건강을 지키려면 소식밖에 없다'는 것입니다. 나는 그것을 확신합니다. 컨디션이 나쁠 때 시험 삼아 먹는 양을 줄여 보세요. 다른 나쁜 습관을 계속 유지해도 상관없습니다. 식사량을 줄이기만 해도 컨디션이 좋아지

〉〉 육식을 반으로 줄이면 인류를 구제할 수 있다 〈〈

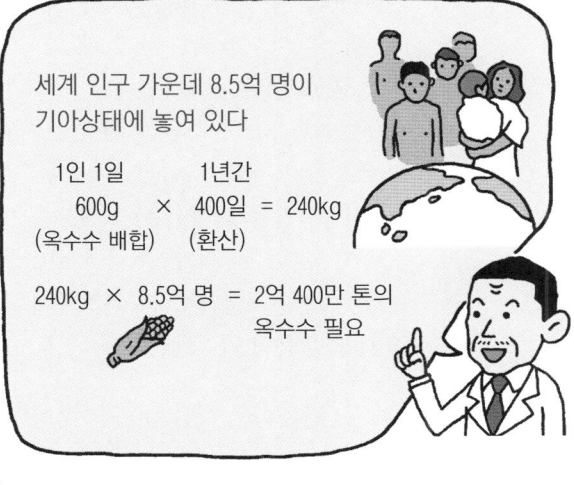

고 혈액검사 수치가 개선될 것입니다. 한마디로 과식이 얼마나 나쁜지 실감할 수 있습니다. 사실 이상적인 식사량은 위의 60%만 채우는 것이지만 그것이 쉽지 않다면 80%를 채우는 것으로 만족해야 합니다."

소식은 인류의 새로운 상식

고다 박사가 육식을 권하지 않는 이유는 육식으로 과식하는 것이 인체에 좋지 않다는 점 말고도 살생을 달갑게 여기지 않기 때문이다. 실제로 도살장으로 팔려가는 소들은 끌려가는 날 아침에 큰소리로 운다고 한다. 또한 애완동물을 키우는 사람이 늘어나면서 개와 고양이를 가족처럼 사랑하는 사람이 적지 않지만 그들도 태연하게 고기를 먹는다. 이는 인간이 얼마나 모순이 많은 존재인지를 보여주는 단적인 사례라고 할 수 있다.

그렇다고 고다 박사가 육식을 완전히 끊으라고 권하는 것은 아니다. 건강과 자연을 생각해 섭취량을 조금만 줄이라는 얘기다.

"육식 섭취량을 이전보다 줄이면 그만큼 건강에 도움이 됩니다. 그리고 살생의 무자비함에 대해 조금이라도 생각해보았으면 하는 바람입니다."

실제로 세계 각지를 다니며 강연활동에 전념하는 고다 박사는 육식 섭취량을 반으로 줄이자는 캠페인을 펼치고 있다.

"현재 세계 각국에서 생산하는 옥수수의 양이 연간 6억 톤인데 그중에서 4억 톤이 소, 돼지, 닭 등을 먹이기 위한 가축사료로 사용됩니다. 만약 육식을 절반으로 줄이자는 캠페인이 성공하면 4억 톤의 절반, 즉 2억 톤의 옥수수를 절약할 수 있습니다. 이 옥수수를 인간이 섭취하면 기아로 고통받는 사람이 대폭 줄어듭니다. 육식을 절반으로 줄일 경우 미래의 식량문제 해결에도 도움이 된다는 얘기입니다. 다른 한편으로 소가 호흡하면서 배출하는 메탄가스가 지구의 대기온도를 상승시키는 원흉이라는 점에 주목할 필요가 있습니다. 만약 사육하는 소의 수를 줄인다면 메탄가스가 감소해 환경문제 개선에도 도움이 될 것입니다."

chapter 2 / 비명을 지르는 위장

현대의학과
현대영양학의 오류

현대인은 대부분 1일 3식을 하고 있으며 끼니마다 균형 잡힌 식사를 해야 한다고 배운다. 그 중에는 '아침식사를 반드시 하라'는 현대영양학의 상식을 받아들여 아침마다 무리를 해서라도 식사를 하는 사람이 적지 않다. 그런데 그러한 습관이 오히려 건강의 적이라면? 현대인의 위는 이미 영양과다로 지쳐가고 있다.

먹는 것을 중요시하는 현대영양학의 죄

당신의 식습관이 병을 만든다

'플러스 영양학'이 병을 초래한다

현대영양학은 플러스 영양학이다. 따라서 하루에 필요한 칼로리 섭취량을 강조하는 것은 물론 단백질, 지방, 비타민, 미네랄이 각각 어느 정도 필요한지 수치로 알려준다. 그뿐 아니라 '반드시 아침식사를 해야 한다'는 식으로 섭취를 중요시한다.

하지만 고다 박사는 섭취를 중요시하는 플러스 영양학이 현대인의 건강 이상 상태와 질병을 초래한다고 말한다. 그의 이야기를 좀 더 들어보자.

"아침식사를 하면 혈액이 위장으로 몰리기 때문에 신장이 노폐물을 배설할 수 없게 됩니다. 그렇게 되면 숙변이 쌓일 수밖에 없습니다."

고다 박사가 권하는 식(食)양생법은 섭취를 중요시하는 플러스 영양학과 완전히 대조적이다. 쉽게 말해 이것은 가급적 적게 먹고 노폐물을 완전히 배설하는 것을 중요시하는 '마이너스 영양학'이다.

규칙적인 식생활의 해로움

현재 올바른 식사법으로 널리 알려진 영양학의 상식은 1일 3식을 섭취하는 것이다. 그 습관이 어찌나 강하게 뿌리박혔던지 일종의 강박관념으로까지 발전한 사람도 있다. 예를 들면, 컨디션이 좋지 않고 식욕도 없는데 아침식사를 꼭 해야 한다는 생각으로 무리해서 밥을 먹는다. 이런 상태에서는 본래 아침식사를 하지 않아야 몸이나 위가 편해지는데, '아침식사를 하지 않으면 오전 중에 에너지가 나오지 않아 몸에 나쁘다'는 믿음으로 무조건 먹는 것이다.

고다 박사는 규칙적으로 식사를 하는 것이 오히려 건강에 해로움을 준다고 말한다. 배가 고프지 않은데도 규칙에 얽매여 식사를 하는 동물은 인간밖에 없다고 강조하기도 한다. 실제로 배고프지 않은 상태에서 먹이를 뜯는 야생동물은 존재하지 않는다.

"생명이 탄생하고 40억 년 가까운 역사가 흐르는 동안 우리의 유전자에는 '먹지 않으면 생명력이 부활한다'는 정보가 입력되었지요. 그러므로 우리는 '컨디션이 나쁘면 식사하지 않는' 생활방식을 자연스럽게 받아들여야 합니다. 동물은 모두 그러한 자연의 방식에 순응하는데 오로지 인간만 잘못된 지식 탓에 자연에 역행하고 있습니다. '먹지 않으면 쇠약해진다'는 잘못된 논리를 너무도 당연시하기 때문입니다."

> **건강메모**
>
> 고다 박사가 제창하는 소식은 '사랑과 자비의 식생활'이다. 채식 중심의 소식을 지향하는 것은 그 밑바탕에 동식물의 생명을 받아 살아가는 것에 감사하며, 가능한 생물을 살생하지 않는다고 하는 사랑과 자비의 마음이 있기 때문이다.

〉〉 아침식사는 필요한가? 필요하지 않은가? 〈〈

아침식사가 필요하다는 주장

- **오전 중에 뇌가 활발히 움직이도록 하기 위해 필요하다**
  - → 아침식사를 하지 않으면 당질이 부족하다
  - → 혈당치가 떨어진다
  - → 뇌도, 몸도 활발히 움직이지 않는다
- **배변을 촉진하기 위해 필요하다**
  - → 아침식사는 위와 장을 자극한다
  - → 배변이 촉진된다
- **1일 2식을 하면 영양이 편중된다**
- **아침식사를 하지 않으면 살이 찐다**
  - → 공복 상태라 점심식사 때 한꺼번에 폭식하기 쉽다
  - → 몸이 영양을 저장하려 한다
  - → 살이 찌기 쉬워 비만해질 확률이 높다

고다 박사의 견해

- 뇌 에너지는 체내지방에서 취하므로 부족하지 않다(실증 예)
- 아침에 물을 마시면 배변이 촉진된다(실증 예)
- 아침식사를 하지 않는 소식으로도 영양은 충분히 섭취할 수 있고 체중도 감소한다(실증 예)

아침식사는 정말 필요한가?

컨디션이 나쁜데도 억지로 먹고 있는가?

아침식사는 '必'이 아니라 '禁'이다

플러스 영양학의 대표적인 사고방식은 '아침식사는 반드시 먹어야 한다'는 것이다. 건강을 위해 아침식사를 꼭 해야 한다는 것이 현대의학과 현대영양학 세계에서의 주류이다.

그러면 아침식사와 관련해 의대생을 대상으로 조사한 결과를 살펴보자. 가가와 야스오[香川靖雄] 지지[自治]의과대학 명예교수가 의대생들을 조사한 결과, 아침식사를 하지 않는 학생은 상대적으로 성적이 나쁜 것으로 나타났다. 군마[群馬]대학 의학부와 가가와[香川]의과대학의 조사에서도 동일한 결과가 나왔다. 가가오 교수는 아침식사를 하지 않는 학생들의 성적이 나쁜 이유를 "뇌의 에너지원인 포도당이 뇌에 도달하지 못해 사고력과 활동이 저하한 탓"이라고 설명했지만, 고다 박사는 이러한 설명에 동의하지 않는다.

뇌의 중량은 체중의 약 2%에 불과하지만 체내 소비 에너지 중 18~20%를 필요로 한다. 흥미롭게도 뇌가 필요로 하는 에너지원은 100% 포도당이다. 이론적으로 뇌는 지방과 단백질을 전혀 쓰지 않는다.

아침식사를 반드시 해야 한다고 주장하는 사람들의 이론은 이렇다.

우리가 하루에 2,400kcal를 소비한다고 가정했을 때 그 20%(480kcal)를 포도당으로 공급해야 한다면 하루에 120g의 포도당이 필요하다(포도당 1g은 4kcal에 해당함). 만약 저녁식사로 60g의 포도당을 공급할지라도 8시간을 자는 동안 그것을 모두 사용하기 때문에 아침에 눈을 떴을 때 포도당이 없는 것은 당연하다. 따라서 반드시 아침식사를 해야 한다. 그렇지 않으면 뇌에 공급해야 할 에너지원이 부족해 뇌의 기능이 저하되기 때문에 머리가 멍해져 일이나 학습 능률이 떨어진다는 이론이다.

그런데 고다 박사는 이러한 이론에 허점이 있다고 지적한다. 예를 들어, 일반적으로 아침식사를 하는 학생은 그렇지 않은 학생보다 규칙적인 생활을 하고 착실하게 공부하는 경향이 강하다. 따라서 아침식사가 학습에 어떤 영향을 주는가는 생활 전반에 걸쳐 같은 조건 아래에서 비교하지 않는 한 정확한 결과를 얻을 수 없다.

예를 들어, 가가와 교수는 자신의 저서에서 NHK의 한 프로그램에서 실험한 결과를 소개하고 있다. 이 실험에서는 사람들을 '아침식사를 하는 그룹'과 '아침식사를 하지 않는 그룹'으로 나눠 취침 시간을 동일하게 했다. 두 그룹 모두 전날 점심식사는 정식(定食)을 제공했고, 저녁은 소고기 위주로 식단을 짰다. 이때 아침식사를 하지 않는 그룹은 오전 중에 배가 고플 것을 고려해 전날 밤에 라면을 먹은 다음 잠자리에 들었다.

다음날, 오전 8시 30분부터 11시 30분까지 4번에 걸쳐 실험대상자들을 대상으로 '집중력 검사'를 실시했다. 그 결과 '아침식사를 하지 않는 그룹'이 20 : 2의 압도적인 차이로 집중력이 떨어지는 것으로 나타났다.

하지만 '아침식사를 하지 않는 그룹'에게 야식으로 라면을 먹게 한 이 실험은 동일한 조건에서 이뤄진 것이라고 볼 수 없다. 고다 박사는 "야식을 먹을 경우 다음날 아침에 집중력이 떨어지는 것은 당연하다"고 말한다.

아침식사를 하지 않아도 뇌는 제대로 기능한다

만약 야식을 먹지 않는다는 동일한 조건 아래에서 '아침식사를 하는 그룹'과 '아침식사를 하지 않는 그룹'으로 나눠 실험을 하면 어떻게 되었을까?

평소에 아침식사를 하는 사람이 아침식사를 하지 않고 이러한 실험을 하면 머리가 멍해지거나 몸의 기운이 빠지는 현상이 나타난다. 이러한 느낌 혹은 경험은 아침식사가 꼭 필요하다는 이론을 옹호하게 만든다. 그러나 이런 경험을 한다고 해서 뇌에 공급해야 할 포도당이 부족하다고 생각하는 것은 경솔한 판단이다.

아침식사를 하면 뇌는 포도당을 에너지원으로 사용하지만, 아침식사를 하지 않으면 뇌는 다른 물질을 에너지원으로 사용한다. '단식 중에 뇌는 무

〉〉 뇌의 에너지와 아침식사의 관계 〈〈

현대의학·현대영양학에서는 뇌의 유일한 에너지원은 포도당이라고 규정한다

⬇

아침식사를 하지 않으면 포도당이 부족해 뇌의 기능이 떨어진다

BUT!

단식 중에 뇌가 사용하는 에너지는……

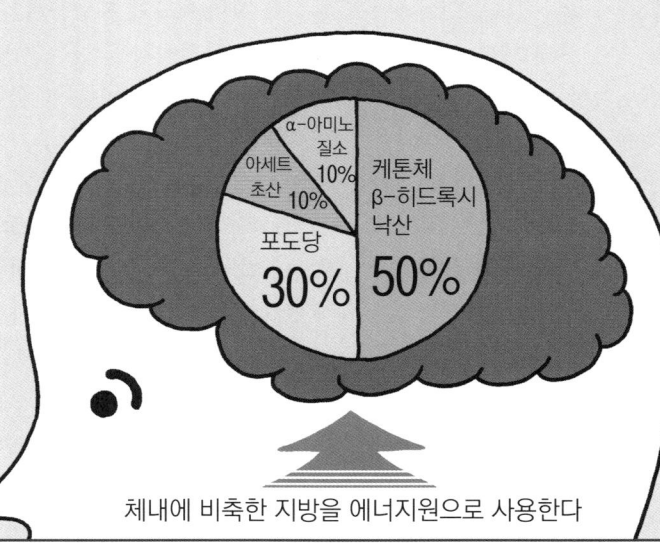

체내에 비축한 지방을 에너지원으로 사용한다

엇을 에너지원으로 사용하는가?'라는 주제로 실험을 진행한 캐나다의 오웬스 박사는 흥미로운 결과를 보여준다. 일반적인 인식과 달리 뇌는 케톤체 β-히드록시낙산 50%, α-아미노질소와 아세트초산을 각각 10% 사용하고, 포도당은 전체의 30%에 그쳤다고 한다.

"이처럼 뇌는 여러 가지 에너지를 사용하기 때문에 아침식사를 하지 않으면 뇌로 가는 에너지가 부족해진다는 것은 오해입니다. 다시 말해 아침식사를 하지 않아도 뇌가 멍해지거나 흔들리는 일은 없으며 오히려 머리 구석구석까지 맑아집니다. 아침식사를 하지 않으면 활력이 떨어진다는 '생각도 아침식사를 걸러본 적이 없기 때문에 그런 것입니다. 아침식사를 거르는 일에 익숙해지기 전까지는 기운이 없는 것처럼 느껴지지만 한두 달 후에 익숙해지면 아침식사를 했을 때보다 더 활력이 넘치는 것을 실감하게 됩니다."

섭취보다 중요한 것은 배출이다

매일 아침 쾌변을 보고 있는가?

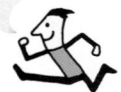

오전은 위가 배출하는 시간이다

고다 박사가 "건강의 관점에서 아침식사는 금도 아니고 은도 아닙니다"라고 말하는 가장 큰 이유는 배출해야 할 시간대인 오전에 밖으로 나오게 하는 것이 아니라 오히려 집어넣기 때문이다. 하루 중 오전은 위가 노폐물을 배출하

>> 공복이 계속되면 배설이 촉진된다 <<

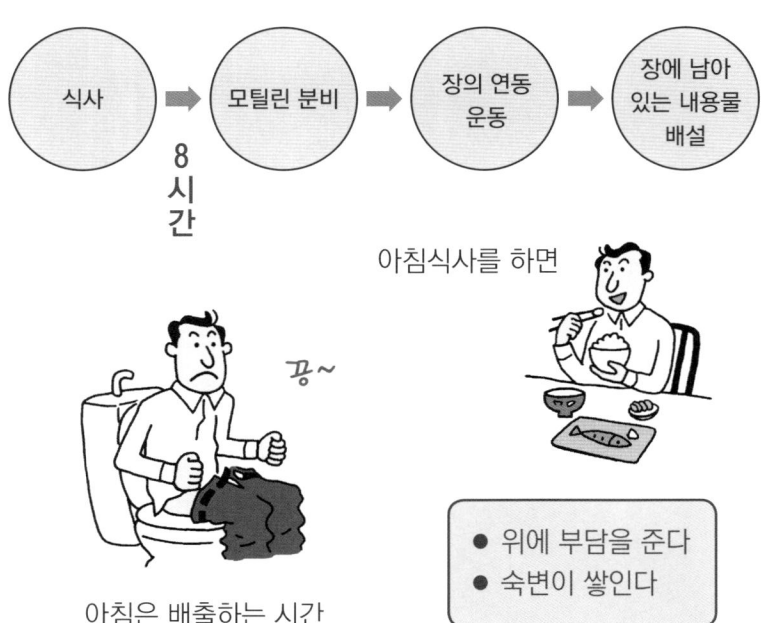

2. 현대의학과 현대영양학의 오류

고 쉬어야 하는 시간이다. 그 시간대에 음식을 섭취하는 것은 배출에 브레이크를 거는 것이나 마찬가지다.

그 근거로 들 수 있는 것이 바로 모틸린(motilin)이라는 호르몬 분비다. 공복이 되면 장은 연동운동을 항진시키는데 이때 모틸린이라는 소화관 호르몬이 분비된다. 1971년에 캐나다의 브라운 박사가 발견한 이 호르몬은 장의 움직임을 활성화해 장관 내에 남아 있는 내용물을 배설시킨다. 흔히 배가 고파 꼬르륵 소리가 들려올 때 모틸린 호르몬의 분비량이 많아진다.

공복이 계속되면 배변이 촉진된다

이런 메커니즘은 군마대학의 이토 젠[伊藤漸] 교수가 내시경으로 확인하면서 더욱 명백해졌다. 모틸린은 보통 식후 8시간만에 분비되는데 식사량이 많으면 분비 시간이 더 오래 걸린다.

현대의학은 섭취에 대해서는 크게 강조하지만 내보내는 것(배출)에 대해서는 소홀하거나 아예 무시한다. 고다 박사는 "아침식사를 반드시 해야 한다고 강조하는 사람들은 대개 음식 섭취의 중요성과 이점은 강조하지만 배출에 관해서는 인식이 매우 낮습니다"라고 안타까워 한다.

만약 아침식사를 하면서 배출을 소홀히 하는 생활을 지속하면 어떻게 될까? 고다 박사는 이렇게 단언한다.

"위는 건강 상태의 좋고 나쁨을 알 수 있는 척도입니다. 그런데 아침식사를 하는 습관을 오랫동안 지속하면 배출해야 할 시간대에 위에 부담을 주는 셈입니다. 이는 결과적으로 위의 기능을 약하게 해 숙변이 쌓이는 원인이 됩니다. 나아가 이것이 간, 신장 이외의 장기에 나쁜 영향을 미쳐 결국 건강 이상과 원인을 모르는 병, 심지어 심각한 질병을 초래하게 됩니다."

건강메모

신장은 기능이 떨어져도 증상이 잘 나타나지 않기 때문에 변화를 느끼기 어려운 장기다. 신장 기능이 떨어져 만성신염으로 진행된 환자가 5명 중 1명이라고 한다.

대부분 과식을 깨닫지 못하고 있다

비만과 병의 원인은?

아침식사를 하지 않으면 살이 찐다는 것은 사실인가?

사람들이 아침식사를 꼭 해야 한다고 믿는 이유 중 하나는 '아침식사를 하지 않으면 살이 찐다'는 생각을 하기 때문이다. 고다 박사는 이 견해가 너무 모호하고 무모해서 동의하기 어렵다고 말하며 다음과 같이 덧붙인다.

"내가 돌본 환자들 중에서 아침식사를 하지 않고 1일 2식의 식사요법을 제대로 지킨 사람들은 모두 건강해졌습니다. 그러나 아침식사를 하지 않더라도 점심식사와 저녁식사의 양이 이전보다 늘어나면 당연히 살이 찝니다. 비만을 개선하려면 1일 2식의 소식요법을 잘 실천해야 합니다."

풀밖에 안 먹는 소가 왜 근육질인가?

영양과 함께 칼로리를 중요시하는 현대의학에서는 하루에 남성은 2,200kcal, 여성은 2,000kcal를 섭취해야 한다고 주장한다. 그렇다면 하루에 섭취해야 하는 양이라는 킬로칼로리의 수치는 대체 무슨 근거로 계산한 것일까? 고다 박사는 의외의 이야기를 들려준다.

"사실 이 수치는 하루의 소비 칼로리가 평균 2,000kcal이므로 적어도 하루에 2,000~2,200kcal는 섭취해야 한다는 단순한 사고에서 비롯된 것입니다. 하지만 이것은 인체구조를 무시한 탁상공론에 지나지 않습니다. 체내 신진대사는 매우 오묘해서 계산대로 되지 않습니다."

그는 실제로 환자들의 식사량과 체중 증감의 상관관계를 보면 불가사의한 경우가 많다고 말한다.

"예를 들어 1일 2식의 소식요법을 하면 처음 3개월 정도는 체중이 점점 줄어듭니다. 그러나 그 시기를 지나면 하루의 식사량이 바뀌지 않았음에도 체중이 늘어납니다."

한편 현대영양학에서는 '단백질은 하루 70g 섭취하는 것이 좋다'는 식으로 각각의 영양소에 대해 필요섭취량의 기준을 정해 놓고 있다. 물론 단백질은 생명활동에 반드시 필요한 영양소다. 그런데 흥미롭게도 고다 병원의 환자 중에서 동물성식품을 전혀 먹지 않는 사람의 혈액을 조사했더니 혈액 중 알부민단백이 기준을 채우고 있었다. 단백질을 거의 섭취하지 않는 식사를 하면서도 혈중 단백질 기준을 충족시킬 수 있었던 이유는 무엇일까?

"이것은 풀밖에 먹지 않는 소의 몸에 근육이 붙는 것을 보면 쉽게 이해할 수 있습니다. 소는 풀만 먹어도 근육이 생깁니다. 마찬가지로 인간도 채식을 하고 식품에서 단백질을 거의 섭취하지 않아도 체내에서 아미노산이 합성되어 근육이 생깁니다. 믿기 어려울지 모르지만 육식을 할 때보다 유연성과 원기가 더욱 왕성한 근육이 생깁니다."

현대영양학이 비만과 병을 부른다

고다 박사는 현대영양학이 권하는 대로 영양소를 섭취하려면 과식할 수밖에 없다고 경고한다. 혹시 갈수록 비만과 당뇨병이 증가하는 것이 그 증거는 아닐까? 생활이 윤택해지면서 현대영양학의 사고가 일반인들에게 침투하기 시작한 것은 1960년대부터다.

당시에 일반인을 타깃으로 한 건강서를 보면 육체노동을 하는 사람은 하루에 4,000kcal를 섭취하는 것이 좋다는 전문가의 견해가 소개되어 있다. 그 결과는 모두가 알고 있는 그대로다. 비만과 당뇨병을 비롯해 암, 뇌경색, 심근경색 등의 생활습관병이 거침없이 증가해왔던 것이다. 잘못된 식생활이 주요 원인인 아토피성피부염 역시 1970년대부터 급격히 증가해왔다.

한편 현대영양학은 균형 있는 영양의 필요성을 강조한다. 예를 들면 단백질은 동물성식품과 식물성식품을 합해 하루에 55~70g, 지방은 20~25g을 섭취하라고 권한다. 그밖에 미량영양소인 비타민, 미네랄 종류도 골고루 섭취해야 한다고 주장한다. 하지만 지방질의 경우에는 과다섭취로 인한 폐해가

》〉 아침식사의 건강 효과 〈《

● 장기간 아침식사를 하지 않은 사람들(247명에 대한 앙케트 조사 결과)

체중 (유효 응답자 188명)
- 아침식사를 할 때 (평균체중): 55.7kg
- 아침식사를 하지 않고 나서: 49.1kg

체온 (유효 응답자 142명)
- 아침식사를 할 때 (평균체온): 36.4℃
- 아침식사를 하지 않고 나서: 36.1℃

변통(便通) (유효 응답자 214명)
- 현저한 효과 82%, 유효 11%, 불변 7%, 악화 0%

피로 (유효 응답자 214명)
- 현저한 효과 86%, 유효 9%, 불변 3%, 악화 2%

원기 (유효 응답자 208명)
- 현저한 효과 66%, 유효 15%, 불변 11%, 악화 8%

아침에 눈뜨기 (유효 응답자 210명)
- 현저한 효과 73%, 유효 12%, 불변 14%, 악화 0%

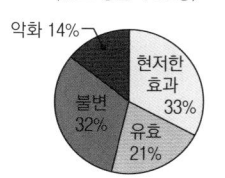

오전 중의 무력감 (유효 응답자 155명)
- 현저한 효과 76%, 유효 19%, 불변 4%, 악화 1%

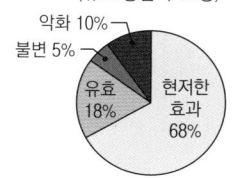

감기에 잘 걸리는 것 (유효 응답자 224명)
- 현저한 효과 61%, 유효 15%, 불변 24%, 악화 0%

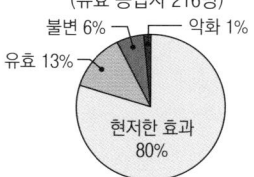

가스의 악취 (유효 응답자 216명)
- 현저한 효과 80%, 유효 13%, 불변 6%, 악화 1%

기억력 (유효 응답자 62명)
- 현저한 효과 33%, 유효 21%, 불변 32%, 악화 14%

화분증 (유효 응답자 62명)
- 현저한 효과 68%, 유효 18%, 불변 5%, 악화 10%

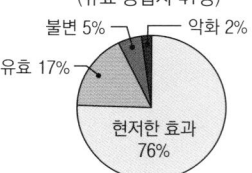

아토피성피부염 (유효 응답자 41명)
- 현저한 효과 76%, 유효 17%, 불변 5%, 악화 2%

※ '유효'는 '조금 유효'를 포함한 수치
※ '악화'는 '조금 악화', '현저한 악화'를 포함한 수치

2. 현대의학과 현대영양학의 오류

늘어나면서 줄일 것을 권하는 목소리가 커지고 있다.

물론 이전부터 '인간은 신진대사는 계산대로 되지 않는다', '권장하는 소비칼로리대로 섭취하면 칼로리 과다섭취가 된다'는 견해를 보이는 전문가도 있었지만, 그러한 소수의 목소리는 영양과 칼로리를 적극 섭취하라고 권하는 대세에 묻혀 버렸다.

현대영양학은 1일섭취량 기준을 정해 놓고 영양의 균형을 위해 하루 30종류 이상의 영양소를 섭취하라고 오랫동안 권해왔다. 그렇다면 과연 하루에 30종류의 영양소를 섭취하는 것이 가능한 일일까? 일상생활 속에서 그 모든 영양소를 섭취하는 것은 결코 만만치 않은 일이다. 영양학 전문가들이 자신도 지키기 힘들 만큼 목표를 높게 설정해 놓았기 때문이다. 이것을 실행하는 자체가 어려운 것은 물론 애써 30종류의 영양소를 모두 섭취하려고 하면 결과적으로 과식이 되고 만다.

건강메모

P.44의 〈아침식사의 건강 효과〉에 제시된 앙케트 내용은 고다병원이 아침식사를 하지 않는 1일 2식을 장기간 지속해온 소식 건강법 동호회 회원들의 협력을 얻어 확인한 결과물이다. 전체 247명의 연령층은 10대부터 90대까지 다양하며 남성 98명, 여성 149명이다.

건강을 유지하는 비결은 육식보다 채식에 있다

당신의 식사는 괜찮은가?

몸에 좋은 것도 과식하면 해가 된다
고다 박사는 과식의 문제점에 대해 매우 날카롭게 지적한다.
"아무리 좋은 식품도 과식하면 해가 됩니다. 몸에 좋은 식품 중 대표적인 것이 바로 야채입니다. 야채는 아무리 많이 먹어도 해가 없다고 생각하는 사람도 있지만 그것은 당치 않은 착각입니다. 생야채를 많이 먹으면 위가 망가지고 맙니다."

현대영양학 전문가 중에는 육식의

〉〉 생활습관과 수명의 관계 〈〈

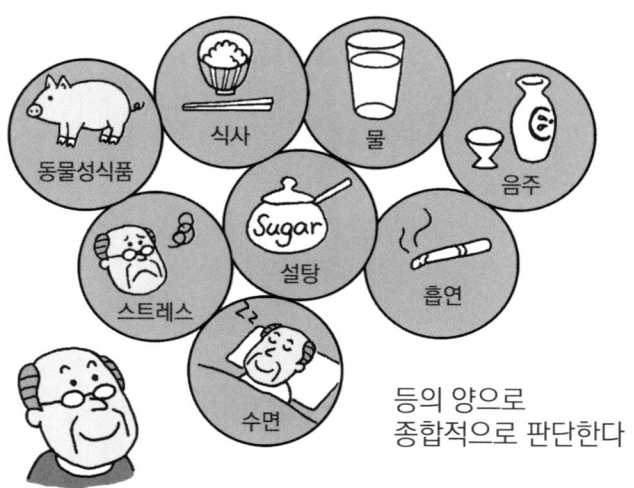

등의 양으로 종합적으로 판단한다

문제점에 대해 제대로 인식하지 못하는 사람이 상당히 많다. 때문에 여전히 많은 사람이 고기와 동물성식품인 우유, 계란 등의 효용을 외치고 있다. 어떤 종류의 식품이든 과식하면 인체에 해를 끼쳐 건강이 나빠지는 원인이 된다. 고다 박사는 이러한 사실을 인식하지 못하는 것이 현대의학의 맹점이라고 지적한다.

장수하려면 육식을 해야 할까?

육식을 많이 하는 미국인은 동양인보다 훨씬 더 건강해 보인다. 실제로 어느 통계에 따르면 100세 이상의 장수자 비율이 일본보다 미국이 더 높다고 한다.

그러면 일본의 동경노인연구소가 장수의 조건을 알아보기 위해 동경에 거주하는 70세 이상의 노인을 15년간 추적 조사한 결과를 살펴보자. 식생활을 중심으로 그 내용을 보면 '혈중 알부민 단백이 많다', '생선요리를 자주 먹는다', '혈색소가 많다' 등이다.

이 연구소는 100세 이상 노인의 식생활도 조사했는데 그 결과가 자못 흥미롭다. 남성의 100%, 여성의 80%가 매일 고기, 생선 등 동물성식품을 섭취했다고 응답한 것이다. 그러자 이러한 결과를 근거로 육식의 우위성을 강조하는 의사와 영양학자가 등장하기도 했는데 이러한 주장은 얼마나 신빙성이 있는 것일까?

고다 박사는 '미국이 100세 이상의 장수자 비율에서 앞서가는 것은 육식 덕분'이라는 견해에 동의할 수 없다고 말한다.

"나이가 들었을 때 나타나는 대표적인 증상 중 하나가 인지증의 일종인 알츠하이머병입니다. 인지증 환자의 숫자를 비교하면 일본은 인구 1억 3,000만 명 중 약 180만 명, 미국은 인구 2억 9,000만 명 중 약 450만 명으로 나타나고 있습니다. 인지증 발병률에서 미국이 큰 차이로 앞서가지요. 그런데도 육식이 좋다고 말할 수 있나요? 사실을 말하자면 육식은 기를 흐트러뜨리고 채식은 기를 좋게 합니다."

여담이지만 동경노인연구소에서 조사 결과를 발표했을 때 그 내용에 의문을 제기한 의사가 적지 않았다.

염분의 과잉 섭취는 과연 몸에 나쁠까?

왜 소금에게 누명을 씌우는가?

소금을 제한했을 때의 해로움

현대의학과 현대영양학은 '염분의 과잉섭취는 고혈압 등의 원인이 된다'고 잘못 평가하고 있다. 사실 염분에 함유된 나트륨은 세포 대사에 결코 빠트릴 수 없는 미네랄이다. '생명의 소금'이라는 말이 나온 이유도 소금이 우리의 건강을 유지하는 데 꼭 필요하기 때문이다.

고다 박사는 소금을 제한하는 것이 건강 이상과 질병을 일으키는 하나의 원인이라고 설명한다.

"식사에서 염분을 완전히 배제하면 위의 기능이 약해집니다. 이것은 매우 중대한 문제지요. 위산은 염산으로 되어 있기 때문에 그 재료인 소금을 섭취하지 않으면 안 됩니다. 염분을 과도하게 제한해도 위산의 산도가 감소해 위암의 원인이 되는 헬리코박터피로리가 좋아하는 환경이 됩니다."

염분을 섭취하지 않으면 장수할 수 없다

고다 박사는 소금을 제한할 경우 고혈압과 위궤양, 위암이 감소하는 것이 아니라 오히려 수명이 단축되는 위험부담을 안게 된다고 주장한다. 이것은 과연 근거 있는 주장일까? 널리 알려진 인식과 달리 그의 주장을 뒷받침하는 데이터는 어렵지 않게 찾아볼 수 있다.

그중 하나로 1998년 영국의 권위 있는 의학저널 ≪더 란셋(THE LANCET)≫은 앨더맨이라는 미국 학자가 미국에서 실시한 국민영양조사 결과를 싣고 있다. 이 조사는 27세부터 75세까지의 남녀 20만 7,729명을 대상으로 식염 섭취량과 사망률의 관계를 파악한 것이다. 연구진이 영양조사와 의학적 조사를 한 결과 식염 섭취량이 적은 그룹일수록 사망률이 높은 것으로 밝혀졌다.

염분을 섭취하지 않으면 단것이 먹고 싶어진다

고다 박사는 염분을 제한하면 단것이 먹고 싶어진다고 지적한다.

"식품에 세균이 번식하지 않도록 하는 방법에는 소금 절임, 설탕 절임, 알코올 절임이 있는데 인체도 이와 마찬가지입니다. 우리가 땀을 흘리면 땀과 함께 염분이 배출되고 체내환경은 세균이 활동하기 좋게 변합니다. 이때 염분을 섭취하지 않으면 단것이 먹고 싶어지는데 그것이 음식의 설탕 농도를 높여 수많은 질병을 일으키는 원인이 됩니다. 만약 설탕을 섭취할 수 없으면 알코올이 당기게 됩니다. 인체구조가 이렇기 때문에 땀을 흘리면 소금을 섭취해야 합니다. 소금이 체내로 들어오지 않으면 간에서 포도당을 만들 수 없습니다. 이 경우 혈당치가 떨어져 기진맥진해집니다. 당연한 얘기지만 땀으로 상실한 물 역시 제때에 공급해야만 합니다."

건강메모

고다 박사는 설령 염분을 과잉섭취할지라도 칼륨을 함께 섭취하면 괜찮다고 말한다. 칼륨의 길항작용(상반되는 두 가지 요인이 동시에 작용하면서 그 효과를 서로 상쇄 시키는 일)이 여분의 나트륨을 배출해주기 때문이다. 칼륨은 야채와 사과 등의 과일에 많이 함유되어 있다.

병을 모르는 건강의 5대 조건
당신은 정말로 '건강체'인가?

건강해지기 위한 조건은 무엇일까? 이 질문에 당신은 어떤 대답을 할 것인가? 고다 박사는 다음과 같은 견해를 제시한다.

"니시 건강법에서는 건강해지기 위한 4대 조건으로 체내의 산과 알칼리의 균형을 유지한다 혈액순환 속도를 항상 일정하게 유지한다 좌우신경이 대칭을 이루게 한다 등뼈를 바르게 교정한다를 말합니다. 이 4가지에 내가 한 가지를 더 추가했는데 그것이 바로 '환경정화'입니다."

인간의 몸은 중성 상태가 건강체다. 현대의학과 현대영양학은 음식의 산성, 알칼리성을 구분하지만, 일반적으로 몸은 가장 좋은 상태를 유지하려는 자동조절 기능이 있으므로 산성과 알칼리성에 구애받는 것은 의미가 없다고 한다. 이것에 대해 고다 박사는 다음과 같이 말한다.

"위는 산성, 장은 알칼리성인데 만약 우리가 알칼리성식품을 많이 섭취하면 위는 알칼리성으로 기울어져 세균에 대한 방어력이 약해집니다. 산성체질은 당뇨병, 고혈압, 뇌졸중, 심장병, 신장병에 취약하고 알칼리성체질은 기관지 천식, 위궤양과 암에 잘 걸리는 경향이 있습니다. 따라서 이런 질병을 예방하려면 산성과 알칼리성의 균형을 유지할 필요가 있습니다. 특히 니시 건강법에서는 온·냉욕과 배복운동을 하는 것이 좋다고 가르칩니다."(P.91, 99 참조)

혈액의 흐름은 같은 속도가 유지되어야 순환이 잘 된다. 만약 어느 부분에 혈행이 정체되면 두꺼운 혈관에 장애가 발생한다. 이처럼 혈액순환이 잘 이뤄지지 않으면 냉증과 두통 등의 증상을 비롯하여 동맥경화, 뇌졸중, 심근경색 등 생명과 관련된 질병에 걸릴 확률이 높아진다. 니시 건강법에서는 혈액순환을 같은 속도로 유지하는 가장 좋은 방법이 모관운동이라고 가르치고 있다(P.95 참조).

좌우신경은 몸의 전체 기능이 정상적으로 작동하기 위한 중추다. 니시 건강법에서는 좌우신경을 대칭으로 유지하는 데 합장·합척운동이 적합하다고 가르친다. 그리고 신경을 정상으로 유지하려면 등뼈를 바르게 교정하는 것이 필요하다. 그러기위해서 평상침대·단단한 베개(나무베개) 및 배복운동과 금붕어운동이 도움이 된다(P.89, 91, 92, 93, 94, 96, 97, 98 참조).

마지막으로 환경정화란 장내를 깨끗이 하는 것으로 그 열쇠는 소식과 단식에 있다.

일반적으로 혈액순환이 잘 이루어지도록 하려면 운동이 효과적이라고 생각한다. 그렇다면 고다 박사는 여기에 대해 어떤 견해를 갖고 있을까?

"운동은 건강을 유지하는 데 반드시 필요하지만 지나치면 역효과가 납니다. 운동 전후에 2분간 모관운동을 해서 손발에 문제가 발생하는 것을 예방하는 것이 중요합니다."

>> 운동은 적당히 하는 것이 좋다 <<

1주일에
3~4회
30분 정도
조깅과 걷기를
하면 좋다

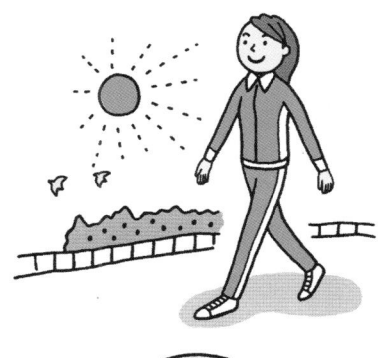

운동이 지나치면 체내에 활성산소가 증가해 노화를 비롯해 암과 동맥경화 등의 원인이 된다

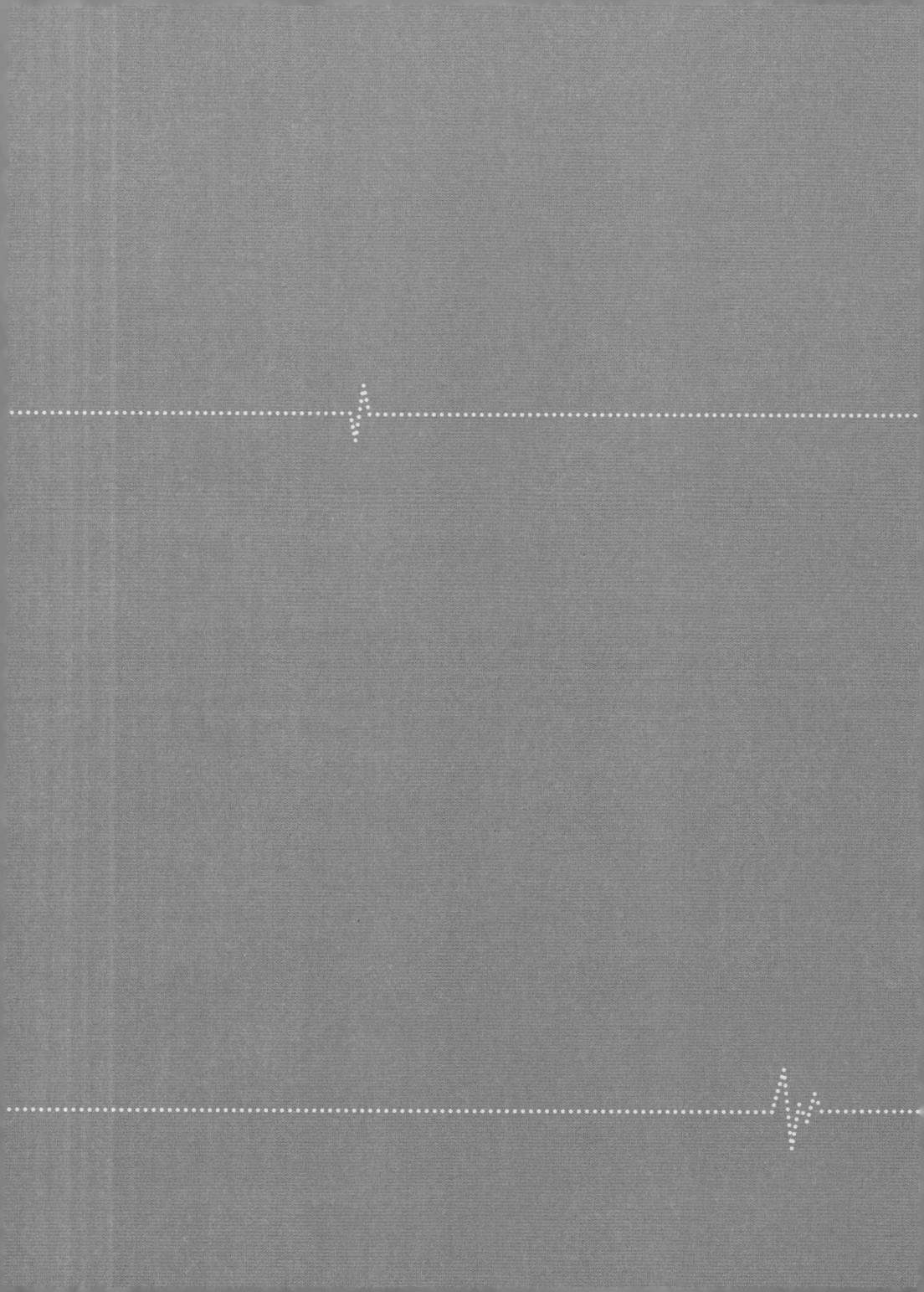

chapter **3** | 1일 3식이 초래하는 숙변의 폐해

장내 숙변이
만병을 일으킨다

당신은 매일 아침 변을 상쾌하게 보는가? 사람들은 보통 '무엇을, 어떻게 먹을까'에는 신경 쓰지만 '먹은 것을 어떻게 배설할 것인가'에 대해서는 무관심하다. 가령 음식 가스가 장에 그대로 남아 있을 경우 어떤 일이 벌어질까? 외면하고 싶을지도 모르지만 과식하는 현대인의 장내에서는 사실 무서운 일이 진행되고 있다.

숙변의 정체를 알고 있는가?

보통의 변과 어떻게 다를까?

과식은 숙변을 만든다

고다 박사는 "건강을 해치는 최대 원인은 과식"이라고 단언한다. 과식은 장의 기능을 떨어뜨려 숙변을 만드는 원인으로 작용하고 이렇게 생성된 숙변이 수많은 질병을 일으키기 때문이다. 숙변이라고 하면 대개 콜타르처럼 장내에 1~2년간 달라붙어 있는 오래된 변이라고 생각하지만, 실제로는 내시경으로 장 내부를 관찰해도 거의 보이지 않는다. 이에 따라 대부분의 대장 전문가가 그 존재를 인정하지 않고 있으며 일반 의사는 아예 무관심하거나 그 존재를 부정한다.

먹지 않아도 대량의 숙변이 나온다면?

그렇다면 숙변의 정체가 궁금해지지 않을 수 없다. 고다 박사는 숙변은 일반적인 인식처럼 오래된 변이 아니라고 말한다.

"변은 1~2년 장벽에 찰싹 달라붙어 있을 수 없습니다. 장에는 500~1,000종류의 세균이 서식하고 있고 1g의 변에는 1조 개 가까이 들어 있습니다. 그 균이 효소를 배출해 변을 분해합니다. 더구나 장 속의 점막은 3일에 한 번 정도의 비율로 다시 태어나기 때문에 변이 장벽에 언제까지나 붙어 있는 경우는 없습니다."

갈수록 태산이라고 이 말을 들으니 더욱더 숙변의 정체가 궁금해진다. 매일 변을 보는 사람은 흔히 장을 완전히 비웠다고 생각하지만 사실은 체내에 배설되지 않은 변이 남아 있다고 한다. 이는 단식을 할 경우 놀랄 정도로 엄청난 분량의 변을 배설한다는 사실로도 알 수 있다. 아무것도 먹지 않았음에도 대량의 변이 배설된다는 얘기다. 심지어 변기에 넘칠 정도로 변이 나와 변기가 막혔다고 고백하는 사람도 있다. 나는 취재를 하다가 토끼똥 같은 변이 양동이에 가득 찰 정도로 많이 나왔다는 얘기도 들었다.

이처럼 보통의 변과 확연히 다른 대량의 변이 배설되는 이유는 무엇일까? 고다 박사의 설명을 들어보자.

"숙변은 위가 처리할 수 있는 능력을 벗어날 정도로 많이 먹은 탓에 장관 내에 정체된 배설물을 말합니다. 도로와 자동차의 관계를 생각해보면 이것을 좀 더 쉽게 이해할 수 있습니다. 1분간 자동차 100대가 다닐 수 있는 고속도로의 경우, 70대가 지나가면 잘 빠져나가지만 150대가 지나가면 정체되는 것은 당연합니다. 장에 이런 상태가 발생하는 것이 숙변입니다."

〉〉 과식하면 배설물이 장내에 정체된다 〈〈

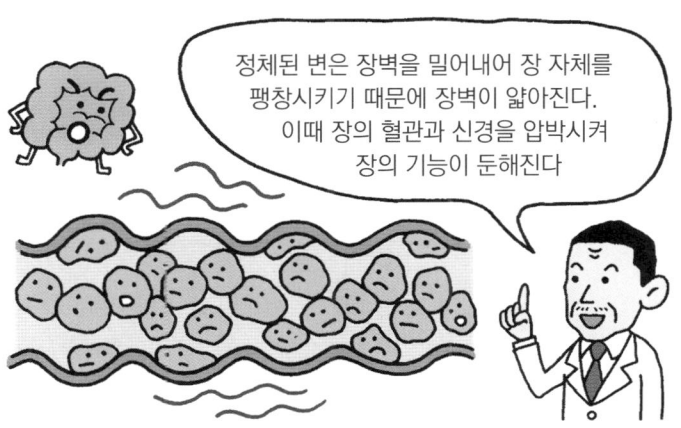

정체된 변은 장벽을 밀어내어 장 자체를 팽창시키기 때문에 장벽이 얇아진다. 이때 장의 혈관과 신경을 압박시켜 장의 기능이 둔해진다

장에 남아 있는 숙변은 만병을 일으킨다

당신은 장 속 환경 변화를 모르고 있다

숙변은 혈류를 오염시켜 만병을 일으킨다

장에 정체된 숙변은 장내세균이 뿜어내는 산소에 의해 몇 주일간 발효된다. 그리고 이렇게 부패한 숙변의 독소는 체내에서 분해되어 어딘가로 사라진다. 대체 어디로 가는 것일까? 숙변의 독소는 안타깝게도 밖으로 배출되는 것이 아니라 체내로 흡수되고 만다.

장 속에 숙변이 정체되면 장내세균의 균형이 무너져 유해균이 널리 퍼지

〉〉 부패한 숙변의 독소가 체내로 흡수된다 〈〈

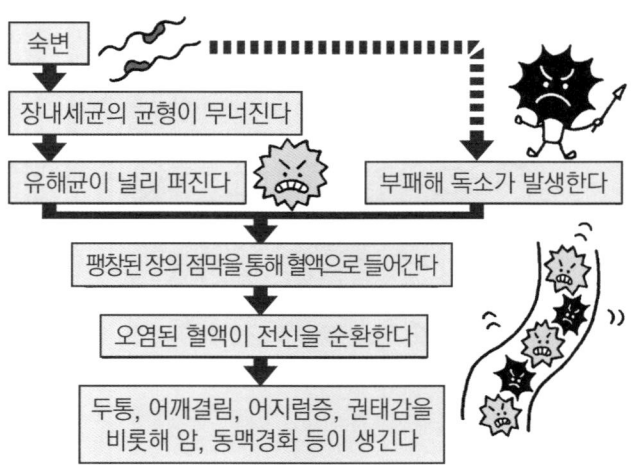

게 된다. 숙변은 부패 과정에서 독소를 만들어내는데 이것도 장 점막에 흡수되어 혈액 속으로 들어간다. 즉, 혈액을 오염시키는 것이다. 그런 부패물과 독소가 혈액 속에 흡수되면 두통, 어깨 결림, 현기증, 권태감 등 수많은 증상이 나타난다. 그런데도 일반인은 물론 의사들조차 그것을 깨닫지 못하고 있다고 고다 박사는 지적한다.

숙변이 쌓이면 결국 뇌경색, 심근경색, 암, 교원병, 아토피성피부염 등 수많은 질병이 발생한다. 고다 박사에 따르면 한 번 단식(수분만 섭취하는 본격적인 단식으로 보통 3일 이상 계속한다)을 해서 숙변을 많이 배설해도 이후에 과식을 하면 단기간에 숙변이 쌓인다고 한다. 숙변이 쌓이지 않도록 하려면 소식을 습관화해 늘 과식하지 않는 것이 최선의 방법이다.

건강메모
섭취한 수분은 위와 소장에서 흡수되어 혈관으로 들어간 다음 전신의 장기와 기관으로 보내어 진다. 물론 여기에도 순서가 있다. 가장 먼저 보내지는 곳은 뇌인데 이는 뇌가 인간에게 얼마나 중요한 부분인지 보여주는 증거라고 할 수 있다.

알레르기는 장의 상처가 원인이다

고다 박사는 숙변이 장 점막에 염증과 짓무름을 초래하는데 이것이 알레르기 질환의 원인이 된다고 말한다.

"아토피성피부염은 식품에 함유된 단백질로 인해 알레르기가 일어난 것입니다. 장이 정상인 상태에서는 우리가 섭취한 음식물 속의 단백질이 장에서 소화효소에 의해 아미노산과 저분자펩티드로 바뀌어 체내에 흡수됩니다. 그런데 장 점막에 염증과 짓무름 등이 생기면 단백질이 직접 체내로 침투해 알레르기를 일으키게 됩니다."

그는 아토피성피부염뿐 아니라 화분증과 기관지 천식, 음식 알레르기도 장 점막의 상처가 근본적인 원인이라고 지적한다. 섭취한 식품의 단백질이 분해되지 않은 채로 장을 통과해 코와 눈의 점막에서 알레르기 반응을 일으키면 화분증이 발생한다. 또한 피부에 알레르기 반응이 일어나면 두드러기가 생긴다.

이런 사람은 숙변이 쌓여 있다

당신도 체크해 보자

정기적으로 숙변을 체크한다
숙변이 있는지 없는지는 스스로 확인해볼 수 있다. 목욕을 할 때 간단한 실험으로 체크해 보자.

숙변의 유무 구별법
① 욕조 안에서 두 발을 모으고 다리를 쭉 편다. 발바닥을 욕조의 벽에 대고 등과 발이 수직이 되도록 한다 (이때 엉덩이가 욕조 바닥에 닿지 않게 한다).
② 엉덩이가 떠 있는 상태에서 배의 힘을 빼고 두 손의 손가락에 힘을 줘 천천히 배 전체를 눌러본다.
③ 숙변이 없는 사람은 어느 부위에서도 통증이나 불편함이 느껴지지 않는다. 만약 어딘가에 통증이나 불편

〉〉 당신의 장에 숙변이? 〈〈

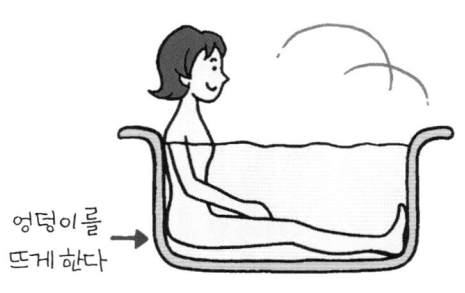

엉덩이를 뜨게 한다

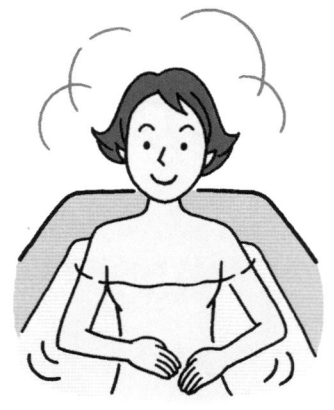

복부 전체를 눌렀을 때 통증이나 불편함이 느껴지는 부위에 숙변이 쌓여 있다

함이 느껴진다면 그 부분에 숙변이 정체되어 있는 것이다. 간혹 왼쪽의 직장 부근뿐 아니라 오른쪽 담낭 아랫부분에서 불편함을 느끼는 사람

〉〉 이런 사람은 숙변이 문제다 〈〈

늘 변비가 있는 사람

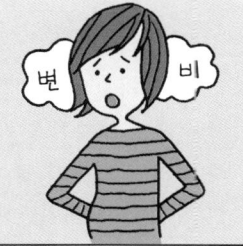

장의 연동운동 기능이 떨어져 있기 때문에 배설 능력이 약하다

늘 설사 기미가 있는 사람

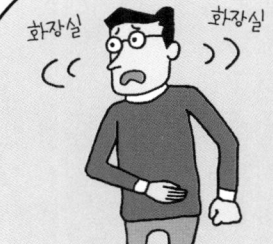

심각! 위의 소화력이 약하고 숙변이 정체되어 있는데다 배설 능력마저 약하다

(매일 변통이 있어도)
항상 잘 먹는 사람

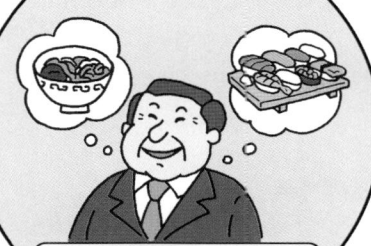

매일 순조롭게 변을 보아도 오랜 식생활이 장의 마비 상태를 일으켜 숙변이 쌓인다

(말랐으면서도)
많이 먹는 사람

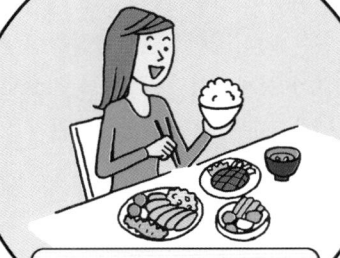

장이 팽창해 연동운동이 약해진 탓에 장이 마비 상태가 되어 숙변이 쌓인다

이런 사람은 숙변이 쌓여 있다

도 있다. 숙변은 이런 곳에도 쌓여 있다.

당신의 복부에도 숙변이 쌓여 있다

고다 박사에 따르면 대부분의 현대인에게 숙변이 쌓여 있다고 한다. 다음과 같은 사람은 특히 그럴 가능성이 크다.

변비가 있는 사람

변비는 장의 연동운동 기능이 떨어져서 발생하는데 변비가 있는 사람은 대부분 숙변이 쌓여 있다.

과식하는 사람

위장이 튼튼하고 매일 배변이 순조로운 사람도 오랫동안 과식하는 생활을 하면 장 마비가 일어나 숙변이 쌓인다. 물론 위장이 약한 사람보다 많이 쌓이는 편은 아니지만 매일 과식하면 확실히 변이 정체된다. 매일 규칙적으로 변이 나올 경우 숙변이 쌓여 있지 않을 거라고 생각할지도 모르지만, 과식을 하면 반드시 숙변이 쌓인다.

설사 기미가 있는 사람

설사 기미가 있으면 변이 나오기 때문에 대개 숙변이 쌓여 있을 리 없다고 생각한다. 사실을 말하자면 설사를 할지라도 변비와 마찬가지로 혹은 그 이상으로 숙변이 정체되어 있다. 설사를 하는 이유는 위의 소화력이 약하기 때문이다. 이 경우 배변하는 힘이 떨어져 배출되지 않은 변이 숙변이 되어 쌓인다.

말랐는데도 많이 먹는 사람

빨리 먹기 대회에 나오는 사람들은 대부분 많이 먹는데도 체형이 말라 있다. 그 정도 체형이라면 숙변이 쌓여 있지 않을 거라고 생각하기 쉽지만 실제로는 많이 쌓여 있다. 그들은 하나의 승부가 끝나면 먹은 것을 모두 토해내고 다음의 승부를 겨냥한다고 한다. 아무리 많이 먹어도 토해내면 비만으로 이어지지는 않을 거라는 생각은 착각이다. 먹고 토해내는 일을 반복하면 결국 장이 팽창해 탄력을 잃고 연동운동이 약해진다. 그러면 장 마비 상태를 일으켜 결과적으로 숙변이 정체된다.

> **건강메모**
> 고다 박사에 따르면 스트레스와 운동 부족은 물론 과식, 야식, 소금 섭취량 부족, 빵과 면 종류 등의 분식만 먹는 것도 위장의 처리 능력을 떨어뜨리는 요인이라고 한다.

현대인의 장내환경이 위험하다

숙변의 뜻밖의 원인과 영향

육식의 숙변은 특히 나쁘다

동물성식품에 함유된 지방질은 장내를 부패시켜 숙변이 정체되는 최대 요인이다. 고기에 많이 함유된 질소가 장내에서 초산으로 변하기 때문에 장 속 유익한 균이 감소하고 유해균이 증가해 장내환경이 나빠지기 때문이다. 특히 계란에는 유황이 함유되어 있는데 이 유황이 유화수소로 변해 장내환경이 나빠지는 원인으로 작용한다.

고기를 과식할 경우에 발생하는 또 다른 폐해는 장내에서 잘 부패된다는 것이다. 고다 박사는 부패로 인한 유해균이 어떤 문제를 일으키는지 지적하고 있다.

"고기가 장내에서 부패하면 아민이 생기고, 아민은 장내세균의 균형에 혼란을 불러일으킵니다. 바이러스균 등의 유해균이 급격하게 증식하는 것입니다. 이처럼 장내세균의 균형이 깨지면 수많은 질병이 나타나게 됩니다. 대표적인 것이 아토피성피부염입니다. 또한, 고기의 지방을 분해하기 위해 담즙산이 분비되는데 과식 때문에 이것이 과잉 분비되면 그 담즙산이 대장으로 들어가 발암물질로 변합니다. 육식 위주로 식사할 경우에 대장암에 걸리기 쉬운 것이 이러한 이유 때문입니다."

과식은 장의 유착을 초래한다

우리의 장을 내시경으로 관찰해보면 많든 적든 누구나 유착(떨어져 있어야 할 조직과 장기가 부분적으로 붙어 있는 것)이 있다고 한다. 특히 수술로 내장에 메스를 대거나 내장 일부를 절개한 경우에는 반드시 장기와 장기 혹은 장기와 복막의 유착이 생긴다.

고다 박사는 장 유착의 또 다른 원인으로 위의 처리 능력을 초과한 과식을 꼽는다.

"위의 처리 능력을 벗어날 정도로 계속 먹으면 장의 점막에 염증과 짓무름이 생깁니다. 또한 위가 늘어지고 옆으로 퍼집니다. 이 경우 장은 안정을 찾지 못하고 여기저기에서 서로 달라붙기 때문에 그곳에 유착이 생깁니다. 유착된 곳은 변형이 일어나 좁아지거나 비틀려 음식의 흐름에 제약을 줍니다. 이로 인해 음식물 잔재(음식에서 나오는 가스)가 빠져나오지 못하고 숙변으로 정체됩니다."

유착이 계속되면 그 부분은 옆으로 부풀어 올라 풍선처럼 되고 장의 마비가 일어나 장이 움직이지 않게 된다. 이 경우 장의 연동운동이 충분하지 않게 되고 그러면 더욱 숙변이 쌓이는 악순환에 빠지고 만다.

스트레스와 운동 부족도
숙변의 원인이다

스트레스와 운동 부족도 숙변이 쌓이는 원인이다. 사람에 따라서는 정신적 스트레스가 자율신경의 균형을 무너뜨려 위와 장의 기능이 현저하게 떨어지기도 한다. 우리 주위에는 늘 위장 상태가 나쁜 사람, 변비가 있는 사람, 과민성대장증후군으로 고생하는 사람이 적지 않다. 이 중에서 만성적인 설사와 변비를 반복하는 과민성대장증후군은 자율신경실조증 중의 하나다. 또한 운동을 하지 않으면 위장 등의 장기 기능이 떨어진다는 것은 두말할 필요조차 없다. 그리고 보면 현대인은 대부분 숙변이 있다는 고다 박사의 의견에 저절로 고개가 끄덕여진다.

더 이상 방치하면 안 되는 '간의 피로'

당신도 '둔감한 간'일지도 모른다

지금 당신의 간이 위험하다

고다 박사는 과식이 일으키는 큰 문제 중 경종을 울리는 또 하나가 바로 '둔감한 간'이라고 한다. 특히 대식가는 주의할 필요가 있다.

과식으로 위에 부담을 주면 그 영향으로 간도 과잉으로 부담을 안게 되어 만성적으로 간 기능이 떨어진다. 간 기능이 떨어지면 이것이 신장에 영향을 주어 신장 기능도 저하된다.

간은 장에서 흡수되어 혈관을 통해 운반된 영양소를 분해하고 처리하는 장기다. 또한 여분의 탄수화물을 글리코겐으로 변환해 저장하는 등 한마디로 에너지와 영양소의 처리공장이다. 그렇기 때문에 우리가 음식물을 많이 섭취하면 그것을 처리하기 위해 간이 혹사당하게 된다. 이런 상황에 놓이면 간 기능이 떨어지는 것은 당연하다.

그런데도 현대의학을 추종하는 의사들은 대개 그런 견해조차 갖고 있지 않다. '간 기능 수치가 표준치 이내이면 문제될 게 없다'는 사고가 일반적이다.

고다 박사는 간 기능이 떨어진 병적인 상태를 '둔감한 간'이라고 표현하지만, 현대의학에서는 이를 병으로 인정하지 않는다. 설사 대식가가 아닐지라도 원래 위가 약한 사람이 자신에게 적합한 양 이상을 지속적으로 먹으면 둔감한 간이 된다고 한다. 그뿐 아니라 대식가가 아니어도 위가 약하거나 스트레스를 많이 받는 생활을 하는 사람은 둔감한 간이 되는 경우가 많다.

스트레스는 간의 기능을 떨어뜨린다. 어떤 사람은 스트레스를 해소하기 위해 술을 마시는데 이것 역시 둔감한 간에 부담을 가중시킨다.

"정도의 차이는 있지만 현대인은 이미 2명 중 1명꼴로 둔감한 간을 갖고 있습니다. 둔감한 간을 예방하고 개선하려면 소식을 해야 합니다."

〉〉 둔감한 간의 주요 증상 〈〈

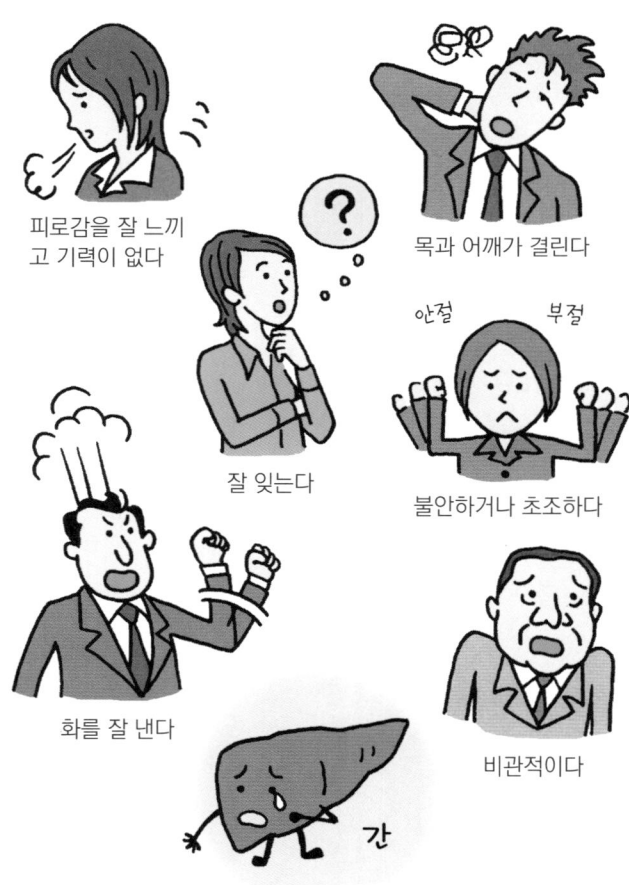

간 기능 수치가 정상이어도 방심할 수 없다

고다 박사는 간 기능 수치가 표준치 이내인 사람 중에서도 둔감한 간이 많다고 지적한다. 그는 그 증거로 다음과 같은 예를 들고 있다.

"둔감한 간으로 간 기능이 떨어진 사람이 단식을 하면 단식하기 전에는 간 기능 지표인 GOT, GPT가 정상치였는데 단식 중에 상승하는 현상이 나타납니다. 단식함으로써 감춰져 있던 간 기능의 이상이 밖으로 표출되는 것입니다. 단식을 하면 일시적으로 간 기능 수치가 상승하는 호전반응이 나타났다가 점점 없어집니다. 일단 떨어진 후에는 안정적인 상태로 돌아갑니다."

간 전문의를 만나 보면 그들은 대개 단식을 할 경우 간 기능 수치가 상승한다는 것을 알고 있다. 그런데 그 후에 저하된다는 것을 모르는 탓에 만성간염인 사람이 단식을 하면 위험하다고 말한다.

현대의학은 GOT, GPT 등 간 기능 검사로 간의 기능을 판단한다. 그 기준이 되는 것이 표준치인데 이것이 절대적인 것은 아니다. 동양의학 전문가들은 수치에 의존하지 않고 간 기능과 상태를 판단한다. 한방을 전문으로 하는 의사와 한방약제사, 침구사 역시 수치

>> 둔감한 간인데도 간기능 수치는 정상 <<

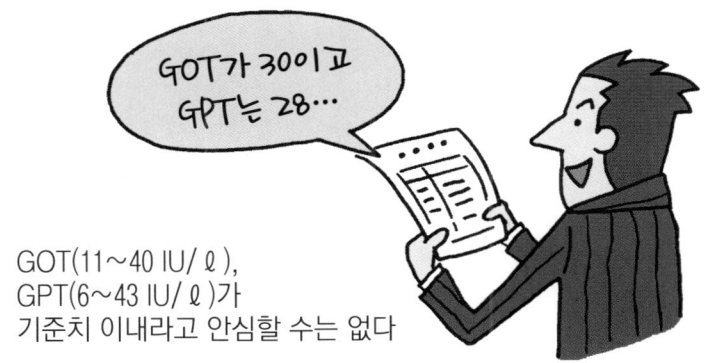

GOT(11~40 IU/ℓ), GPT(6~43 IU/ℓ)가 기준치 이내라고 안심할 수는 없다

더 이상 방치하면 안 되는 '간의 피로'

에 의존하지 않고 환자 개개인에게 맞는 치료를 한다. 어쨌든 간 기능 수치가 표준치 범위라고 해서 간이 정상일 것이라고 생각하는 것은 경솔한 판단이다.

이런 증상이 있으면
'둔감한 간'에 주의하자

잘 먹는데도 불구하고 변의 양이 적은 사람은 둔감한 간을 의심해볼 필요가 있다. 먹는 양에 비해 변의 양이 적은 것은 장내에 숙변이 정체되어 있다는 증거다.

과식하면 간은 과잉으로 들어온 영양을 처리하느라 쉴 새 없이 일한다. 그렇지만 간은 참을성이 강하기 때문에 이상이 발생해도 그 증세가 약할 때는 내색하지 않는다.

"그렇다고 간이 언제까지나 침묵하는 것은 아닙니다. 피로가 점점 심해지면 계륵부(季肋部 : 명치에서 늑골을 따라 내려간 아래 부위)에 둔한 통증이 느껴집니다. 특히 지방질이 많이 함유된 요리를 잔뜩 먹은 후에는 그 증상이 더욱 심해집니다."

이렇게 간이 피곤해지면 체온 조절이 잘 되지 않아 추위와 더위를 견디지 못한다. 여름에는 더위를 잘 타고 겨울에는 몹시 추위를 타는 한심한 몸이 되어 버린다. 심지어 겨울에 땀을 흘리면서도 추위를 참기 힘들다고 호소하는 모순된 증상이 나타나기도 한다.

"잘 먹는데도 불구하고 변의 양이 적은 사람은 외형적으로 체격이 훌륭하고 튼튼한 경우가 많습니다. 이들은 대부분 얼굴빛이 붉기 때문에 몸의 내부가 그 정도로 심각한 상태라고 깨닫지 못하는 것 같습니다. 그러나 그것은 외형만 그럴 뿐입니다. 겉으로는 멀쩡해 보이지만 정작 본인은 괴로워합니다."

간혹 중장년층에서 먹고 나면 바로 졸립다고 말하는 사람도 있는데 이는 간 기능이 저하되어 있기 때문이다.

> **건강메모**
>
> 고다 박사는 신장 기능이 저하된 상태를 '둔감한 신장'이라고 부른다. 또한 그는 '둔감한 간'에는 만성피로증후군이 포함된다고 지적한다. 만성피로증후군인 사람은 대개 둔감한 신장과 둔감한 간을 동반한다.

chapter **4** 소식과 건강운동이 장수를 약속한다

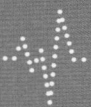

본래의 치유력을 되찾아라

우리 몸에는 본래 자연치유력이 있다. 자연치유력이 발동하면 머리가 맑아지고 활력을 느낄 수 있으며 원기가 넘쳐 질병이 자연적으로 퇴치된다. 하지만 풍요로운 생활을 하게 되면서 우리의 자연치유력은 점점 그 힘이 약해지고 있다. 체내기관의 기능을 높여 왜곡된 골격과 근육, 신경을 정상으로 돌아가게 할 지혜는 무엇일까?

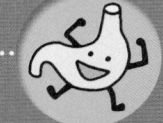

1일 3식은 왜 몸에 좋지 않은가?

당신의 위장도 비명을 지르고 있다

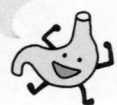

소화가 되기도 전에 다른 음식물이 위로 들어온다

고다 박사가 1일 3식에 대해 부정적인 가장 큰 이유는 소화 흡수의 문제 때문이다. 1일 3식을 하면 식사와 식사의 간격이 너무 짧아 위가 쉴 틈이 없다고 한다. 음식물을 섭취하고 나서 완전히 소화 흡수하기까지는 약 18시간이 걸린다. 고다 박사의 설명을 들어보자.

"1일 3식을 하면 아침식사에서 점심 식사까지의 간격이 5~7시간밖에 되지 않습니다. 즉, 먼저 섭취한 식사가 위에서 소화되는 동안 다음 식사를

〉〉 계속 먹으면 위가 피폐해진다 〈〈

- 1일 3식을 하면 위가 쉴 틈이 없어 피폐해지고 약해진다
- 음식이 완전히 소화 흡수되는 데는 18시간이 걸린다

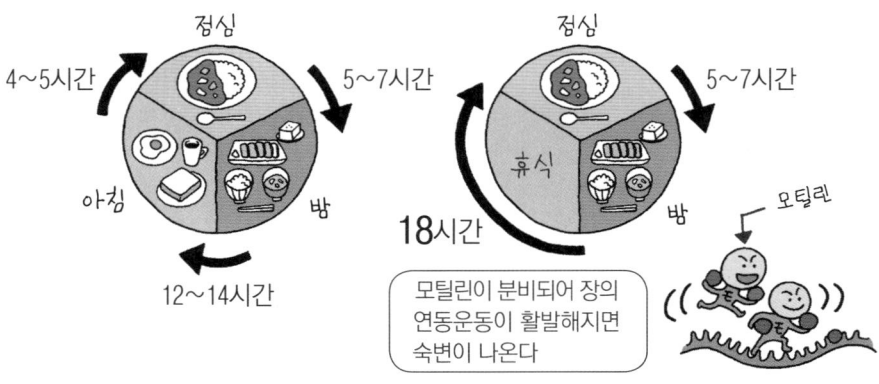

하게 되는 것입니다. 내가 아침식사를 하지 않고 하루에 2번 소식을 하라고 권하는 이유는 저녁식사에서 다음 날 점심식사까지 18시간 이상의 간격을 두어 위를 쉬게 하는 것이 좋기 때문입니다."

과식은 위를 해친다

사람들이 흔히 생각하는 것처럼 많이 먹고 단련하면 위가 강해질까? 결코 그렇지 않다. 특히 스포츠 세계에 이런 인식이 널리 퍼져 있지만 이것은 잘못된 생각이다. 성장기에 마구 먹어 많이 먹는 식습관을 견딜 수 있는 위로 단련하면 프로스포츠 선수에 걸맞은 위와 몸이 만들어진다는 인식은 편견에 지나지 않는다.

실제로 대학의 운동부 관계자에 따르면 과식으로 체내기관이 망가져 재능을 발휘하지 못한 채 은퇴하거나 선수 수명이 단축되는 사례가 많다고 한다. 씨름선수는 보통 당뇨병에 걸리는 경우가 많은데 그 원인은 과식으로 위와 간이 망가진 탓이다. 역설적으로 스포츠 세계에서는 계속 많이 먹어도 견딜 수 있을 정도로 본래 위가 튼튼한 사람이 살아남아 일류가 되는 경우가 많다고 한다.

소나 말처럼 많이 먹고 마시는 사람을 대식가라고 하는데, 고다 박사는 마구 먹는 것으로 위가 단련되어 튼튼해지는 일은 결코 없다고 못 박는다.

"많이 먹으면 위가 튼튼해지고 더욱 단련될 수 있을 거라고 생각하는 것은 당치도 않은 착각입니다. 오히려 위를 해쳐 수많은 질병의 원인이 됩니다. 위를 건강하게 유지하려면 과식하지 않도록 위의 80%만 채우고 1일 2식을 해서 일정 시간 위가 쉬도록 하는 것 외에 달리 방법이 없습니다."

건강메모

신진대사 신드롬은 내장지방을 기반으로 고혈압지질, 고혈압, 고혈당 등을 동반하는 질병이 있는 상태를 말한다.
40~74세 남성은 2명 중에 1명, 여성은 5명 중에 1명이 해당되거나 예비후보자이다.

식사량을 줄이면 수명이 연장되는 이유는?

위를 80%만 채우고 있는가?

소식하면 실제로 수명이 연장된다

오늘날 한창 진행 중인 유전자 연구에서 무엇보다 중요한 주제는 수명 연장이다. 특히 인간의 유전자 지도가 서서히 베일을 벗으면서 150세와 200세 장수의 꿈이 실현 가능성을 더해가고 있다. 그렇다고 확실하게 수명을 연장할 수 있는 방법을 찾아낸 것은 아니다. 현재 현대과학이 유일하게 인정하는

〉〉 아침식사를 하지 않을 때의 건강 효과 〈〈

●**장기간 아침식사를 하지 않은 사람들**(247명에 대한 앙케트 조사 결과)

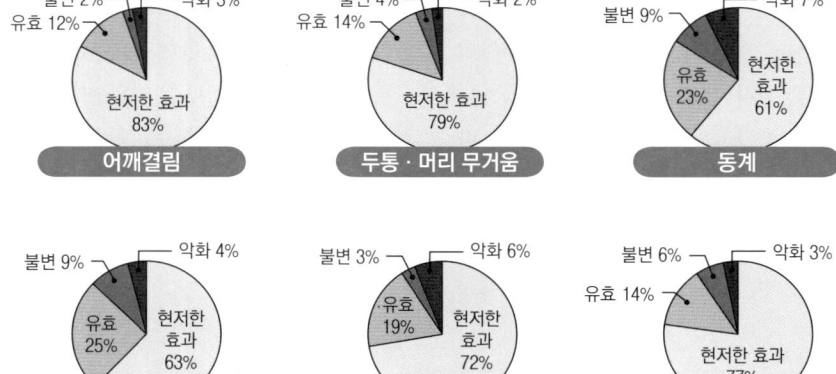

어깨결림: 현저한 효과 83%, 유효 12%, 불변 2%, 악화 3%
두통·머리 무거움: 현저한 효과 79%, 유효 14%, 불변 4%, 악화 2%
동계: 현저한 효과 61%, 유효 23%, 불변 9%, 악화 7%
현기증: 현저한 효과 63%, 유효 25%, 불변 9%, 악화 4%
부기: 현저한 효과 72%, 유효 19%, 불변 3%, 악화 6%
냉증: 현저한 효과 77%, 유효 14%, 불변 6%, 악화 3%

※ '유효'는 '조금 유효'를 포함한 수치
※ '악화'는 '조금 악화', '현저한 악화'를 포함한 수치
※ 동계(動悸) : 평상시보다 심한 심장의 두근거림)

수명 연장법은 '위를 80%만 채우는 식사' 정도가 아닐까?

옛날부터 장수하는 사람은 누구나 위를 80%만 채우는 식습관을 유지했다고 한다. 실제로 동물을 대상으로 한 실험에서 식사를 제한할 경우 수명이 연장된다는 연구 결과가 많이 나와 있다. 그 대표적인 것이 지금으로부터 60년 전에 코넬대학의 클리브 맥케이 연구팀이 수행한 실험이다. 이들은 쥐를 초저칼로리 먹이로 사육해 수명을 3~4년, 즉 33%나 연장하는 데 성공했다. 또한 이들은 주 단위로 칼로리 섭취량을 40kcal에서 120kcal로 단계적으로 높이는 실험도 수행했다. 흥미롭게도 칼로리 섭취량이 늘어날수록 쥐의 평균수명과 최대수명은 동시에 현저하게 떨어졌다.

한편 미국의 한 연구소에서는 인간과 가장 유사한 동물로 평균수명이 약 40년에 이르는 원숭이를 대상으로 장기간 사육 실험을 수행하기도 했다. 이들이 얻은 결과도 쥐 실험과 다르지 않다. 원숭이에게 음식물을 저칼로리로 제공하자 수명이 연장되었던 것이다.

현대의학도 인정하는 장수의 길

왜 칼로리를 제한하면 수명이 길어지는가? 그 이유 중 하나는 식사량을 줄이면 체내의 활성산소가 줄어들어 활성산소의 피해를 최소한으로 줄일 수 있기 때문이다. 미국의 국립연구소에서 저칼로리식으로 수명이 연장된 원숭이의 건강 상태를 조사해 신문에 발표한 결과는 이를 뒷받침해준다.

- 혈중 인슐린 농도가 낮다.
- DHESA(부신 조직에서 만들어지는 DHEA의 전구물질로 젊음 유지, 활력, 기억력, 노화 방지, 면역 증강, 심장병, 암, 알츠하이머, 체중조절 등의 작용을 한다)라는 혈중 스테로이드가 천천히 저하된다.

이러한 결과로 미뤄볼 때 고다 박사가 제창하는 소식요법은 현대의학이 유일하게 인정하는 '장수를 위한 식사요법'이라고 할 수 있다.

1일 2식을 하면 날씬하고 건강해진다
당신도 적정체중에 근접할 수 있다

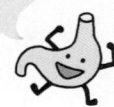

1일 2식은 다이어트에도 좋다

1일 2식의 소식요법은 다이어트에도 최적이다. 고다 박사에 따르면 아침식사를 하지 않고 1일 2식을 하면 우선 수분 배출이 촉진되어 부기가 빠진다고 한다. 또한 몸이 지방을 분해해 에너지원으로 사용하기 때문에 지방이 빠른 속도로 제거된다. 근육의 경우, 처음 3개월은 다소 빠지지만 이후에는 반대로 근육이 붙어 본래대로 돌아간다.

"개인차가 있긴 하지만 보통 3개월에 5kg 정도의 체중이 감소합니다. 그러나 어느 정도 줄어들면 그 이상 감소하지 않고 일정 수준을 계속 유지합니다. 이는 그 사람이 적정체중으로 돌아갔음을 의미합니다."

살이 찌기 쉬운 체질일지라도 1일 2식을 하면 확실하게 다이어트를 할 수 있다. 반면 너무 마른 사람이 1일 2식의 소식요법을 하면 오히려 살이 찐다. 그 이유에 대해 고다 박사의 설명을 들어보자.

"1일 2식의 소식요법을 시작하면 곧바로 더욱 마르게 됩니다. 개인차가 있긴 하지만 3개월 정도 지나면 약 5kg의 체중이 감소합니다. 이후에는 체력이 붙어 체중이 증가하기 시작합니다. 마른 사람은 일반적으로 만성적인 위통과 위체증으로 고민하거나 설사 기미를 보이는 경우가 많아 체력이 부족합니다. 이런 체질이 1일 2식의 소식을 하면 위장 상태가 개선되고 소화 흡수가 정상으로 이뤄져 체력이 붙고 살이 찝니다."

1일 2식의 소식으로 적정체중이 된다

1일 2식의 소식요법을 습관화하면 비만인 사람은 다이어트가 되고 반대로 마른 사람은 살이 찐다. 다시 말해 그 사람의 적정체중으로 조절이 된다. 비

〉〉 살이 찌기 쉬운 체질 〈〈

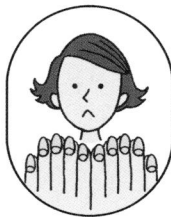

손톱의 하얀 부분이 좌우 10개 모두 크게 나와 있는 타입

숙변이 정체되지 않고 먹은 것이 모두 몸의 근육이 되는 타입

장의 기능이 좋고 전체적으로 건강해서 살이 찌는 타입

살이 찌는 기미가 있어도 건강한 편이지만, 다이어트를 하려면 먹는 양을 줄일 필요가 있다

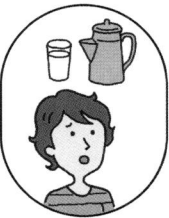

장의 마비가 심해 물을 많이 마셔도 설사를 하지 않고 모두 장에서 흡수하는 타입

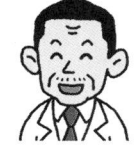

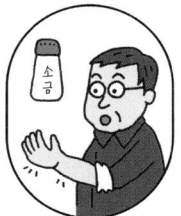

식염 섭취량을 조금만 늘려도 잘 붓는 타입

몸이 건강하지 않아 살이 찌는 타입

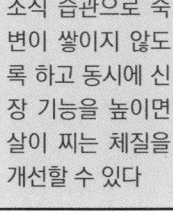

소식 습관으로 숙변이 쌓이지 않도록 하고 동시에 신장 기능을 높이면 살이 찌는 체질을 개선할 수 있다

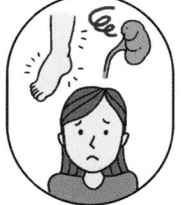

신장 기능이 나빠 잘 붓는 타입

1일 2식을 하면 날씬하고 건강해진다

만인지 아닌지는 보통 체중과 체지방의 비율로 판단한다. 일반적으로 체지방률이 남성은 25% 이상, 여성은 30% 이상일 때 비만으로 판정한다. 이것을 넘으면 당뇨병과 고혈압 등의 생활습관병이 잘 생기므로 건강을 위해 그 이하로 줄이는 것이 좋다.

체지방률을 측정하는 방법 이외에 BMI(Body Mass Index, 체질량지수)지수로 비만 여부를 판단하기도 한다. 이것은 전세계가 공통으로 사용하는 기준으로 신장과 체중으로 산출한다(아래 그림 참조).

〉〉 당신의 BMI는? 〈〈

◎ **BMI 산출법**

체중(kg) ÷ [신장(m) × 신장(m)] = BMI지수

예를 들어 신장 165cm, 체중 62kg인 사람은
62÷(1.65×1.65) = 22.773 **BMI지수는 22.8** 이 된다.

◎ **BMI의 판정 기준**

통계적으로는 'BMI지수가 22 전후'인 사람이 병에 잘 걸리지 않으며 사망률도 낮다.

일본 비만학회가 추천하는 판정 기준
- ◆ 18.5 미만 —— 마름(저체중)
- ◆ 18.5~25 미만 —— 보통
- ◆ 25.0~30 미만 —— 비만 I도
- ◆ 30.0~35 미만 —— 비만 II도
- ◆ 35.0~40 미만 —— 비만 III도
- ◆ 40.0 이상 —— 비만 IV도

※ 이 판정은 신장과 체중으로 비만도를 측정한 것이기 때문에 근육질인 사람은 수치가 높게 나오기도 하고, 내장에 지방이 많은데도 수치가 낮게 나오는 경우도 있다.

※ 비만은 몸에 지방이 과잉 축적된 상태로 이 수치는 어디까지나 기준에 지나지 않지만 대충이나마 자신의 체형을 알 수 있다.

이와 관련해 고다 박사는
- ◆ 21.0 —— 표준체중
- ◆ 24.2~26.3- 경계 신호가 켜진 비만

이라고 판정한다.

◎ **BMI를 활용해 이상 체중을 산출하는 법(고다 박사의 개념)**

[신장(m) × 신장(m)] × 21 = 이상 체중

예를 들어 신장이 165cm인 사람은
(1.65×1.65)×21 = 57.1
이상적인 체중은 57kg 이다.

1일 2식으로 건강 효과를 볼 수 있다

당신의 몸은 녹슬지 않는다

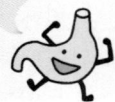

활성산소를 줄여 암을 예방한다

우리 몸은 대사를 할 때 에너지원으로서 산소를 이용하는데 이때 체내에서 활성산소가 만들어진다. 이러한 활성산소는 산소 소비량의 약 2% 비율로 발생해 세포와 혈관에 장애를 일으키고 동맥경화, 암, 인지증 등 수많은 질병의 원인이 된다. 여기서 주목할 것은 산소를 소비한 양에 따라 일정 비율로 활성산소가 발생한다는 점이다. 이는 산소를 다량으로 소비하면 활성산소가 체내에 과잉으로 발생하게 된다는 얘기다.

그렇다면 활성산소를 만드는 주요 원인은 무엇일까? 대표적으로 흡연, 과음, 과식, 지방이 많이 함유된 식사, 심한 운동, 약을 비롯한 합성화학물질

>> 활성산소의 증가가 질병을 초래한다 <<

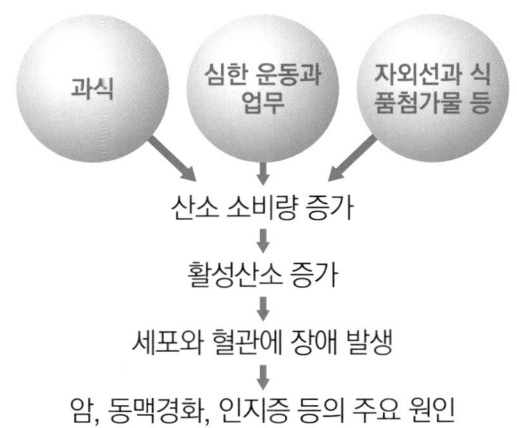

섭취 등이 있다. 그밖에 자외선과 식품 첨가물 등의 외적인 요인도 있다.

이와 관련해 미국 위스콘신대학의 리처드 와인드룩 박사 연구팀은 아침식사를 하지 않고 1일 2식을 하면 산소 소비량을 13% 줄일 수 있다고 밝혔다. 산소 소비량이 줄어들면 그만큼 체내에서 만들어지는 활성산소의 양도 줄어든다.

장내세균이 균형을 이룬다

장에는 상재균이라는 많은 종류의 세균이 세균총으로 무리를 이루면서 서식하고 있다. 정상적인 경우 이 세균총은 좋은 세균과 나쁜 세균이 균형을 이룬다. 하지만 위의 기능이 떨어지거나 몸에 좋지 않은 음식물을 섭취하면 나쁜 균이 번식해 장내 세균총의 균형이 무너진다. 이 경우 장내에서 발효와 부패가 반복된다.

장의 부패는 대장암을 비롯해 온갖 종류의 질병을 일으키는 원인이 된다. 따라서 건강을 유지하려면 장내 세균총이 균형을 유지해야 하는데, 고다 박사는 아침식사를 하지 않고 1일 2식의 소식을 하면 장내 세균총이 정상으로 돌아간다고 말한다.

앞에서 이미 말했듯 식후 8시간 이상이 지나면 배변을 촉진하는 모틸린 호르몬이 분비된다. 특히 아침식사를 하지 않으면 공복 시간이 길어져 모틸린이 한층 더 활발하게 분비되기 때문에 배변이 더욱 촉진된다. 모틸린이 활발하게 분비되면 장내 청소가 신속하게 이뤄져 숙변이 정체되는 것을 예방 및 개선할 수 있다.

모틸린 전문가인 군마대학 의학부의 이토 젠 명예교수에 따르면 십이지장 궤양 등으로 위산이 과잉 분비되면 모틸린이 나와도 공복 시의 수축이 발생하지 않는다고 한다. 이 경우 종종 장내세균이 이상 번식한다. 고다 박사는 이렇게 말한다.

"모틸린 분비가 활발해져 장내가 깨끗이 청소되면 장내 세균총이 정상이 됩니다. 장내환경이 정상으로 바뀔 경우 수많은 질병에서 벗어날 수 있습니다."

> **건강메모**
> 사과는 장내세균을 조정하는 작용이 뛰어난 식품이다. 유산균 제품을 과식하면 간혹 복부가 팽창하는 일이 있는데 이는 나쁜 균이 번식해 발효하기 때문이다. 사과는 일상적으로 늘 섭취할 만한 가치가 있는 식품이다.

먹지 않아도 체력이 생기고 뇌가 활성화된다

당신도 기적을 일으킬 수 있다

1일 2식의 소식은 면역력을 높인다

단식은 면역력을 상승시켜 질병에 대한 저항력과 자연치유력을 높인다. 간단한 예를 들면 감기에 걸렸을 때는 영양가 높은 음식물을 섭취하는 것보다 하루 종일 아무것도 먹지 않고 따뜻한 물만 마시는 것이 빨리 낫는 길이다.

1일 2식의 소식은 원기를 돋운다

고다 박사는 1일 2식을 꾸준히 실행하면 누구나 놀랄 정도로 원기가 충만해진다고 단언한다. 그것도 어중간한 정도가 아니라 42.195km의 마라톤을 완주할 만큼 몸이 좋아진다. 실제로 고다 박사에게 진료를 받고 난치병을 극

〉〉 아침식사를 하지 않으면 원기가 생긴다 〈〈

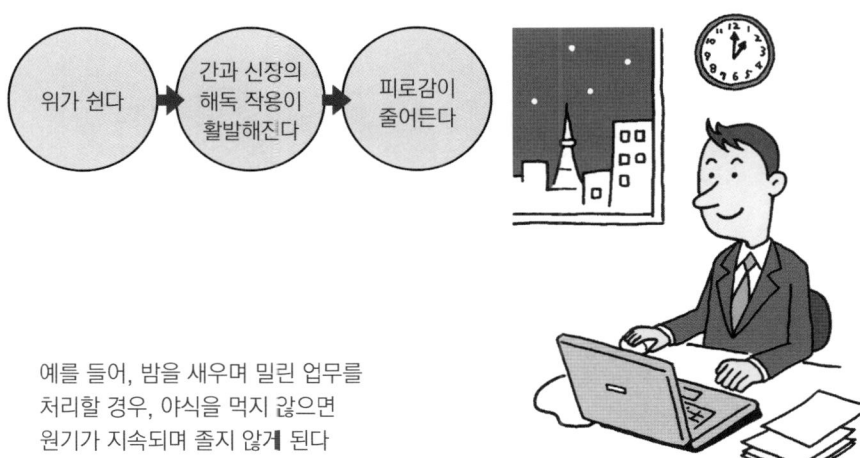

위가 쉰다 → 간과 신장의 해독 작용이 활발해진다 → 피로감이 줄어든다

예를 들어, 밤을 새우며 밀린 업무를 처리할 경우, 야식을 먹지 않으면 원기가 지속되며 졸지 않게 된다

복하여 마라톤을 완주한 사람이 몇 명 있다.

"원기를 북돋우기 위해 아무리 많이 먹을지라도 체내에 소비되지 않은 에너지가 있으면 원기가 생기지 않습니다. 뚱뚱하고 얼굴이 붉은 사람은 혈색이 좋아 보이지만 사실은 얼굴이 화끈 달아오른 것입니다. 이는 내장 주변과 혈관 안쪽에 지방이 많이 붙어 있다는 것을 의미합니다. 이러한 사람은 원기가 전혀 없고 계단을 조금만 올라가도 숨이 찹니다."

특히 하루 종일 책상 앞에 앉아 업무를 처리하는 사람은 상대적으로 움직임이 덜하기 때문에 건강을 위해 소식을 하는 편이 좋다.

1일 2식 소식요법의 또 다른 장점은 단백질의 폐해로부터 벗어나게 해준다는 점이다. 단백질은 본래 장에서 소화효소에 의해 아미노산과 저분자펩티드로 분해되어 체내로 흡수된다. 하지만 프리온(Prion : 양이나 염소의 스크래피병, 광우병 및 크로이츠펠트-야코프병 등 다양한 질병을 유발하는 인자로 단백질[Protein]과 비리온[Virion, 바이러스 입자]의 합성어) 같은 불량 단백질은 아무리 바이러스보다 미세할지라도 장의 점막을 통과할 수 없다. 이런 것은 장

〉〉 바이러스와 불량 단백질은 장의 상처를 통해 침입한다 〈〈

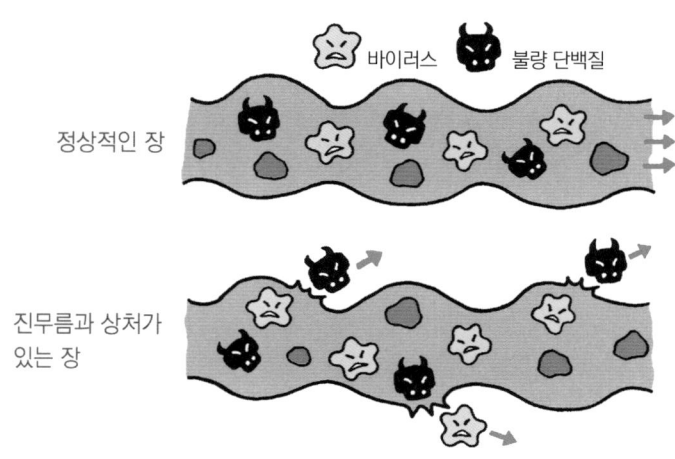

에서 흡수되지 않기 때문에 대개는 변과 함께 배설된다. 그러나 장의 점막에 진무름과 상처가 있으면 불량 단백질이 장 점막을 통과해 체내로 침입하게 된다. 과식과 포식은 그런 불량단백질 때문에 장의 점막에 진무름과 상처가 생기는 주요 원인이다.

아침식사를 하지 않으면 쾌감이 느껴진다

아침식사를 반드시 하라고 하면서 "아침식사를 하지 않으면 포도당이 공급되지 않아 뇌의 기능이 저하된다"고 주장하는 사람들을 향해 고다 박사는 "탁상공론에 지나지 않는다"고 일침을 놓

>> 1일 2식이 쾌감을 주는 이유 <<

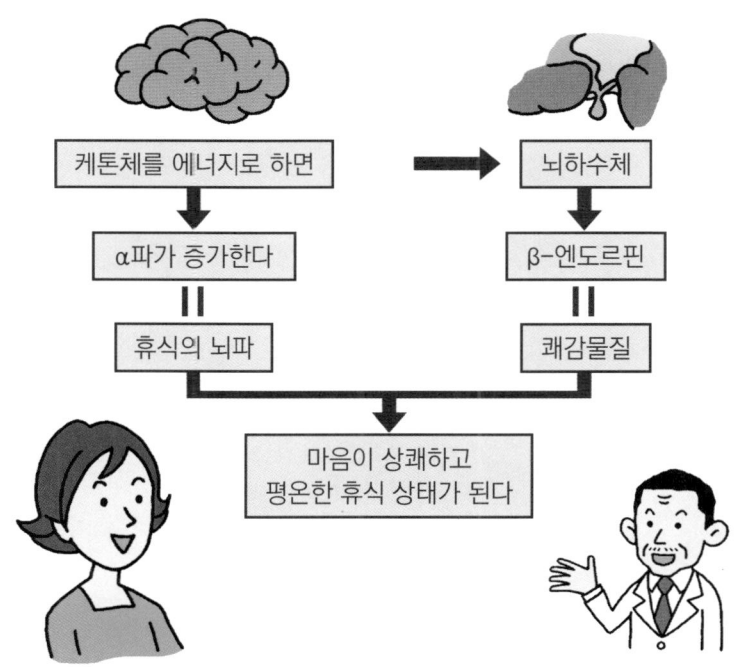

는다. 그렇다면 어느 쪽이 옳은지 실행해보면 알 것 아닌가?

일과 학습, 운동 능률은 만복과 공복 중에서 과연 어느 때 상승할까? 믿기 어려울지도 모르지만 공복 때다. 아마도 점심식사 후에 학습이나 업무에 집중하지 못했던 경험을 해본 적이 있을 것이다. 이 시간대에는 의욕도 가라앉는다.

공복일 때 능률이 더 오른다는 말이 의심스럽다면 한번 시도해 보자. 빠르면 일주일, 아무리 늦어도 한 달 만에 아침식사를 하지 않는 1일 2식의 생활에 익숙해져 공복을 견딜 수 있을 것이다. 그리고 뇌의 기능이 저하되기는커녕 오히려 머리가 맑아져서 그 기능이 더 좋아진다.

고다 박사에 의하면 머리가 구석구석까지 맑아지는데는 생리학적 근거가 있다고 한다. P.39에서 아침식사를 하지 않으면 뇌가 에너지원으로 사용하는 것은 케톤체 β-히드록시낙산 50%, α-아미노질소와 아세트초산이 각각 10%, 포도당은 30%에 그친다고 하는 실험결과를 소개했다. 이 케톤체가 쾌감을 일으키게 하는 것이다.

'본격적인 단식'으로 질병을 없앤다

당신의 '힘'을 불러일으킨다

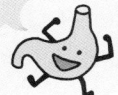

1일 2식으로 단식 효과 얻기

고다 박사에 따르면 단식(3일 이상 수분 이외에는 아무것도 섭취하지 않는 본단식을 말함)의 효과는 다른 어떤 요법과도 비교할 수 없을 정도로 뛰어나다고 한다. 그는 단식요법을 발전시켜 1일 2식의 소식요법을 구축했고 이를 식양생법으로 지도하고 있다.

아침식사를 하지 않고 1일 2식을 하면 소위 '반나절 단식'을 한 셈이 된다. 고다 박사는 지금까지의 숱한 사례로 볼 때 1일 2식의 소식요법을 1~2년 계속하면 단식에 못지않은 혹은 단식을 뛰어넘는 효과를 얻을 수 있다고 말한다.

"물론 1일 2식의 소식을 실천하면서 정기적으로 단식을 하면 금상첨화입니다."

단식은 근본적인 치유력을 높인다

단식의 커다란 목적 중 하나는 인간이 본래 갖고 있는 능력을 최대한 이끌어 내 몸을 원상 복구하는 데 있다. 인간이 본래 갖고 있는 능력이란 자연치유력과 면역력을 의미한다.

음식을 끊고 단식에 들어가면 몸은 기아 상태에 놓이며 이것은 몸의 입장에서 커다란 스트레스다. 이때 몸은 스트레스에 대한 반발로 쇼크 상태를 일으킨다. 궁지에 몰린 인간은 때로 스스로도 믿을 수 없을 정도의 힘을 발휘하는데 이는 우리 몸도 마찬가지다.

단식은 우리 몸에 상당히 비합리적인 일이다. 그처럼 비합리적인 일을 하면 몸은 죽음에 한 발 더 가까이 다가서게 되고 이때 생명력이 발동하면서 몸에 반발력이 용솟음친다. 고다 박사는 바로 그 힘이 체질을 바꾼다고 주장한다.

영양소 공급을 완전히 차단할 경우 체내에서는 전혀 경험해보지 못한 커다란 변화가 일어난다.

"식사를 계속하면 이후에도 영양소가 공급될 거라고 기대하기 때문에 흡수할 수 있는 영양분을 다소 놓쳐도 상관하지 않습니다. 하지만 단식을 하면 다음에 영양소가 공급될 거라고 기대할 수 없습니다. 이때 몸은 위에 들어온 음식물을 100% 흡수해 저장하기 위해 대기하고 있습니다."

이처럼 몸이 반발하면 시스템이 크게 변화된다. 즉, 체질 개선이 이뤄지는데 그 과정에서 수많은 질병을 고치는 힘(치유력)이 나타난다고 한다. 고다 박사는 구체적인 예를 들어 그 이유를 설명한다.

"단식을 하면 스트레스에 강해집니다. 그 이유는 호르몬의 사령탑인 뇌하수체에서 스트레스에 대항하는 물질을 분비하기 때문입니다. 이는 이미 의학적으로 증명된 사실입니다. 또한 자기 치유력이 높아진다는 것도 보고되었습니다."

단식을 하면 유해물질이 배출된다

단식을 하면 노폐물 배출이 촉진되는데 여기에는 환경호르몬 등의 유해물질 배출도 포함된다. 이미 알고 있을 테지만 경제가 한창 고공행진을 하던 고도 성장기에 전국의 농촌에서 다량의 유기염소농약(BHC)을 살충제로 사용한 바 있다.

일단 BHC가 체내에 들어와 지방 속에 침착하면 몇 년간 배출되지 않는다. 하지만 고다 박사는 '혹시 단식을 하면 BHC를 배출할 수 있지 않을까'하는 생각으로 고베대학 의학부의 기타무라 쇼지[喜多村正次] 교수와 공동으로 연구를 했다. 그 결과 단식을 하면 다량의 BHC가 소변으로 배출된다는 것을 확인할 수 있었다.

지금은 BHC 대신 환경호르몬(내분

건강메모
고다 박사는 오랫동안 난치병 환자를 지도하고 치료해왔다. 그는 그렇게 축적된 경험과 더불어 단식요법을 연구해 누구나 실천할 수 있고 또한 매우 효과적인 식사요법을 만들어냈다.

비 교란물질)이라는 다이옥신, 비스페놀 A 등 수많은 유해물질이 인체를 좀먹고 있다. 또한 과학의 진보로 얻은 결과물이 식품에 이용되면서 역설적으로 인체를 해치고 있다. 그 대표적인 것이 식품첨가물, 보존료, 화학합성 영양소다. 그뿐 아니라 환경오염에 따른 유해 중금속 문제도 한몫하고 있다. 고다 박사는 이 모든 것을 배출하는 데 단식이 위력을 발휘한다고 말한다.

"위장 기능이 약한 사람과 과식으로 숙변이 정체된 사람은 배출하는 능력이 떨어지고 당연히 유해물질을 배출하는 힘도 저하됩니다. 나는 단식을 통해 유해물질을 충분히 배출할 수 있다고 생각합니다."

〉〉 체내의 불필요한 물질을 영양분으로 취한다 〈〈

자기융해

인체가 자신의 세포와 조직의 일부를 떼어내 에너지로 바꿔 사용한다

 그렇기 때문에!

● 소식이 좋다!
● 치료 효과가 크다!

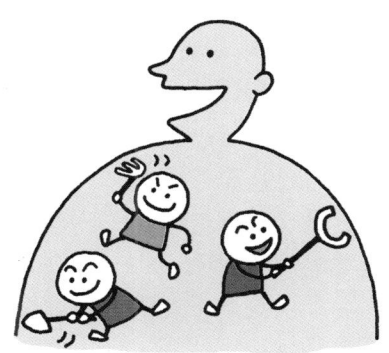

단식 중에
왜 에너지가 생기는 것일까?

단식이 몸에 일으키는 변화 중에서도 특히 주목해야 할 것은 '자기융해(自己融解)' 현상이다. 자기융해란 글자 그대로 자기 자신을 녹이는 것을 말한다. 자기 자신을 녹인다고 하는 것은 구체적으로 어떤 상태를 말하는 걸까?

단식으로 영양소 공급이 완전히 끊기면 몸은 체내의 어딘가에서 영양분을 찾기 시작한다. 세포가 먹이를 탐색하는 것이다. 이에 관해 고다 박사는 이렇게 설명한다.

"이 경우 생명 유지에 절대적으로 필요한 조직을 제외한 다른 조직에서 영양분을 취해 에너지로 바꿉니다. 영양분은 체내 곳곳에 있습니다. 단식을 할 경우 순식간에 마르는 이유는 몸이 체내지방을 사용했기 때문입니다."

또한 그는 동맥경화가 있는 사람이 단식을 할 경우 혈관 내의 아테롬(콜레스테롤이 침착해 생긴 죽 상태의 덩어리)을 에너지원으로 사용하게 된다고 말한다.

"혈관 벽에 아테롬이 형성되어 혈관이 좁아지면 혈액순환이 나빠지고 이때 동맥경화 현상이 나타납니다. 단식을 하면 아테롬이 서서히 없어지며 특히 단식이 최고조에 이를 경우 깨끗하게 사라집니다. 동맥경화로 양쪽 발의 혈행이 나빠 심한 냉증을 호소하던 사람이 단식을 하던 중에 갑자기 발이 따뜻해지는 효과를 얻기도 합니다. 이것은 혈관 내에서 자기융해가 일어났기 때문입니다."

단식 중에는 유착된 장이 떨어지거나 없어지는 일도 종종 발생한다. 심지어 암 덩어리의 크기가 줄어드는 경우도 있다. 이는 모두 자기융해로 인한 결과다.

1일 단식과 본단식으로 체질을 개선한다

당신의 몸이 완전히 달라진다

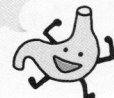

1일 단식을 실천할 때 주의사항

앞서 말했듯 1일 2식의 소식요법은 반나절 단식이라고 할 수 있다. 또 다른 방법으로 가정에서 안전하고 쉽게 실천할 수 있는 1일 단식이 있다. 이것은 1주일에 1일을 정해 그날은 전혀 식사를 하지 않는 단식법이다. 고다 박사는 1일 2식의 소식요법과 1일 단식을 병행하면 거의 질병에 걸리지 않는 튼튼한 몸이 된다고 말한다.

"특히 직업상 1일 2식의 소식요법을 실천하기 어려운 사람은 정기적으로 1일 단식을 하는 것이 좋습니다."

그러면 1일 단식을 할 때 주의사항과 효과적인 실천방법을 알아보자.

수분 보급이 중요하다

1일 단식이란 아침에 일어나서부터 잠자리에 들 때까지 음료수 외에는 아무것도 먹지 않는 단식요법을 말한다. 전날 저녁식사 이후부터 단식 당일 날과 다음날 첫 식사 전까지 아무것도 먹지 않는 셈이다. 그렇게 단식을 하는 동안 수분은 충분히 공급해야 한다. 이때 생수와 감잎차를 하루 2ℓ 정도 마신다. 탈수 상태에 빠지는 것을 방지하기 위해서라도 수분은 충분히 섭취해야 한다.

공복감은 맑은 장국으로 보충한다

1일 단식을 처음으로 실행할 경우 심한 공복감에 시달리게 된다. 공복감을 견디기 힘들 때는 하루에 2번, 즉 점심 시간과 저녁 때 맑은 장국을 540㎖ 마신다(P.138 참조). 맑은 장국에는 하루를 지내는 데 필요한 최소한의 영양소가 함유되어 있다. 고다 박사는 1일 단식 후에 몸이 붓는다는 얘기를 종종 듣는다고 말한다.

"이것은 단식으로 염분 섭취가 완전히 끊겼기 때문입니다. 염분을 섭취하지 않으면 신장은 염분의 방출량을 극단적으로 제한합니다. 그 상태에서 단식을 마친 후에 보통식으로 돌아가면 체내 수분과 염분의 균형이 맞지 않아 몸이 붓기도 합니다."

그러나 맑은 장국을 마시면 몸이 붓지 않는다. 단식요법을 실행하는 병원에서 맑은 장국을 권하는 이유가 여기에 있다.

》》 1일 단식을 할 때 주의사항 《《

- 수분 공급
  하루에 1.5~2ℓ 이상
  가능한 천천히 조금씩 마신다

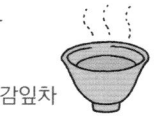
감잎차
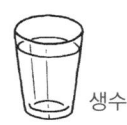
생수
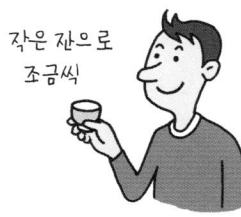
작은 잔으로 조금씩

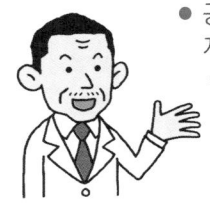

- 공복감을 견디기 힘들 때는 점심시간과
  저녁 때 맑은 장국을 마신다
  (맑은 장국에는 하루를
  지낼 수 있는
  영양소가 있다)

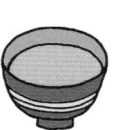
맑은 장국
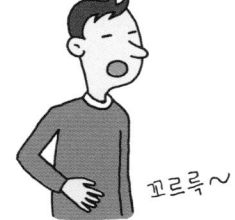
꼬르륵~

- 기분이 나쁘거나 두통 혹은 복통이 있을 경우에는
  단식을 중지하고 죽과 맑은 장국을 먹는다
  (무리는 금물!)

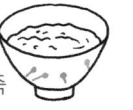
죽
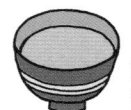
맑은 장국
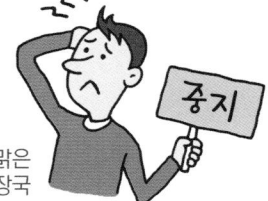
중지

- 단식한 다음날의 첫 식사(회복식)에 주의한다
  (김치 조금 + 죽 한 공기)

첫 식사 이후에는 평소대로 한다
(단, 위는 80%만 채운다)

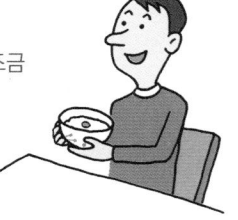
김치 조금
죽

다음 증상이 나타나면 중지한다

고다 박사는 처음으로 1일 단식을 하면 기분이 나빠지거나 두통 또는 복통이 생기는 경우가 있다고 한다. 이런 증상이 나타나면 단식을 중지하고 죽과 맑은 장국을 섭취해야 한다. 결코 무리하게 단식을 실행해서는 안 된다.

단식 이후의 회복식에 주의한다

1일 단식을 할 경우 가장 주의해야 할 점은 단식을 마친 후의 식사다. 단식을 마친 후에 먹는 식사를 회복식(回復食)이라고 하는데, 1일 단식의 경우 다음 날 첫 식사에 주의하지 않으면 야식에 버금가는 문제를 낳게 된다. 위가 비어 있는 상태에서 갑자기 배부르게 먹으면 단식의 고생은 수포로 돌아가고 만다. 또한 이것은 위에 부담을 주게 된다.

회복식은 약간의 김치와 죽 한 공기 정도로 족하다. 그 이후에는 평소의 식사로 돌아가도 좋다.

주 1회 1일 단식으로 몸이 확 달라진다

고다 박사는 1일 단식을 하면 대량의 숙변이 배설된다고 말한다.

"본래의 식사로 돌아오면 대량의 변이 나오는 것에 깜짝 놀라게 됩니다. 장시간 장에 정체되어 있던 변이 하루 만에 배설되는 것입니다."

1주일에 1번 하는 1일 단식을 1년간 지속하면 본단식에 맞먹는 효과를 기대할 수 있다. 1일 단식 1년 만에 마치 다른 사람이 된 것처럼 몸이 건강해진다는 얘기다. 고다 박사는 그 이유에 대해 체내기관이 충분히 쉴 수 있도록 해주기 때문이라고 한다.

"우리 병원의 환자들을 보면 1일 단식을 한 번 하는 것만으로도 위의 흡수력이 좋아져 장의 기능이 활발해진 사례가 많습니다. 1일 단식은 체내기관을 위한 휴식 시간인 셈이지요."

그뿐 아니라 1일 단식을 1년간 실행하면 하루에 2,000kcal를 섭취하던 사람이 1,200kcal만 섭취하게 된다. 그러면서도 이전에 비해 체력이 붙어 피곤을 느끼지 않는다.

만약 체력적으로 갑자기 1일 단식을 하는 것은 무리라고 생각한다면 1일 2식의 소식요법을 1~2년간 지속한 다음 체질이 바뀌면 1일 단식을 시도하는 것이 좋다. 단, 1일 2식의 소식요법을 하면 안 되는 사람은 1일 단식을 해서도 안 된다.

본단식으로 난치병에 극적인 효과를 보다

본단식은 3일 이상 장기간 단식하는 것을 말한다. 이때 수분 외에는 아무것도 섭취하지 않는다. 이미 앞에서 말했지만 단식을 하면 다른 요법에서 얻을 수 없는 많은 효용을 누릴 수 있다. 심지어 난치병 환자가 극적인 효과를 보는 사례도 적지 않다.

하지만 본단식은 독자적인 판단 아래 집에서 혼자 실행하면 절대 안 된다. 만약 본단식을 원한다면 단식요법을 지도하는 병원이나 전문시설에서 전문가의 지도 아래 실천하는 것이 안전하다.

다음은 단식할 때 주의사항이다.

평소에는 잔뜩 먹고 때때로 단식하는 것은 좋지 않다

한번은 어느 잡지에서 한 운동선수가 "평소에는 좋아하는 것을 마구 먹다가 입 주변에 구각염이 생기면 컨디션이 나빠진 증거라고 생각해 3일간 단식을 한다"고 말하는 기사를 읽은 적이 있다. 그는 단식을 하면 컨디션이 좋아진다고 했는데 그렇다면 이런 방법은 과연 올바른 것일까?

고다 박사는 이런 모순투성이 방법은 인정할 수 없고 몸에도 좋지 않다고 잘라 말한다.

"본단식을 하면 분명 효과를 보게 되지만 평소에 먹고 싶은 대로 먹으면 무엇을 위한 단식인지 의미를 잃게 됩니다. 정기적으로 단식할 경우에도 평소에 소식하는 것이 중요합니다."

야채주스와 사과를 먹는 방법도 있다

맑은 장국이 싫다면 야채주스 또는 사과주스를 마시거나 사과를 먹는 방법도 있다. 야채주스와 사과주스는 각각 180㎖를 하루 2번 마신다. 사과는 중간 크기를 하루 2번 먹는다. 특히 사과 단식은 공복감이 없어 여성들이 좋아한다. 그밖에 맑은 장국과 야채주스 또는 사과주스, 사과를 조합하는 방법도 있다. 이렇게 하면 입이 심심한 것을 해소하는 효과도 있다.

컨디션을 개선하는 건강운동을 한다
니시 건강법은 컨디션 개선의 지름길

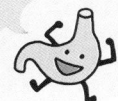

니시 건강법은 컨디션을 개선하는 지름길

지금까지 설명해온 고다 건강법은 단식과 니시 건강법을 토대로 고다 박사가 자신의 체험과 환자들을 진료하는 가운데 얻게 된 지식을 바탕으로 연구를 거듭해 완성한 의학이다. 무엇보다 고다 건강법은 현대의학에서 치료하기 어려운 수많은 질병에 대응해 성과를 올려 왔다.

니시 건강법은 니시 가츠조 선생이 전세계의 방대한 문헌을 독파한 다음 엄선한 내용에 스스로의 실천을 접목시켜 체계화한 자연의학이다. 이것은 생채식을 권하는 식양생법 외에 운동요법과 온·냉욕 등으로 되어 있다. 특히 운동은 대개 기구를 사용하지 않고 스스로 할 수 있는 것이다.

》① 금붕어운동 《

휜 등뼈를 스스로 교정하는 운동이다. 이 운동을 하면 좌우로 어긋난 척주가 교정되고 척수신경과 자율신경 기능이 조정된다. 그러면 장의 상태가 좋아져 변통도 개선된다.

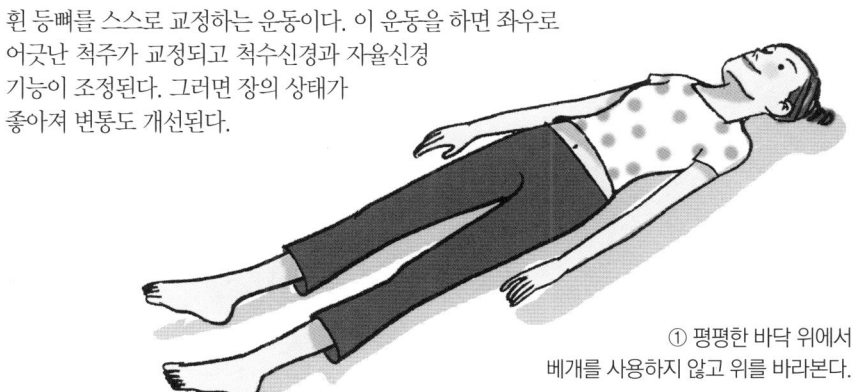

① 평평한 바닥 위에서 베개를 사용하지 않고 위를 바라본다.

② 좌우의 발끝을 모아 앞으로 당기고 무릎 뒤를 편다. 양손은 목뒤에서 깍지를 낀다. 이상이 기본자세다.

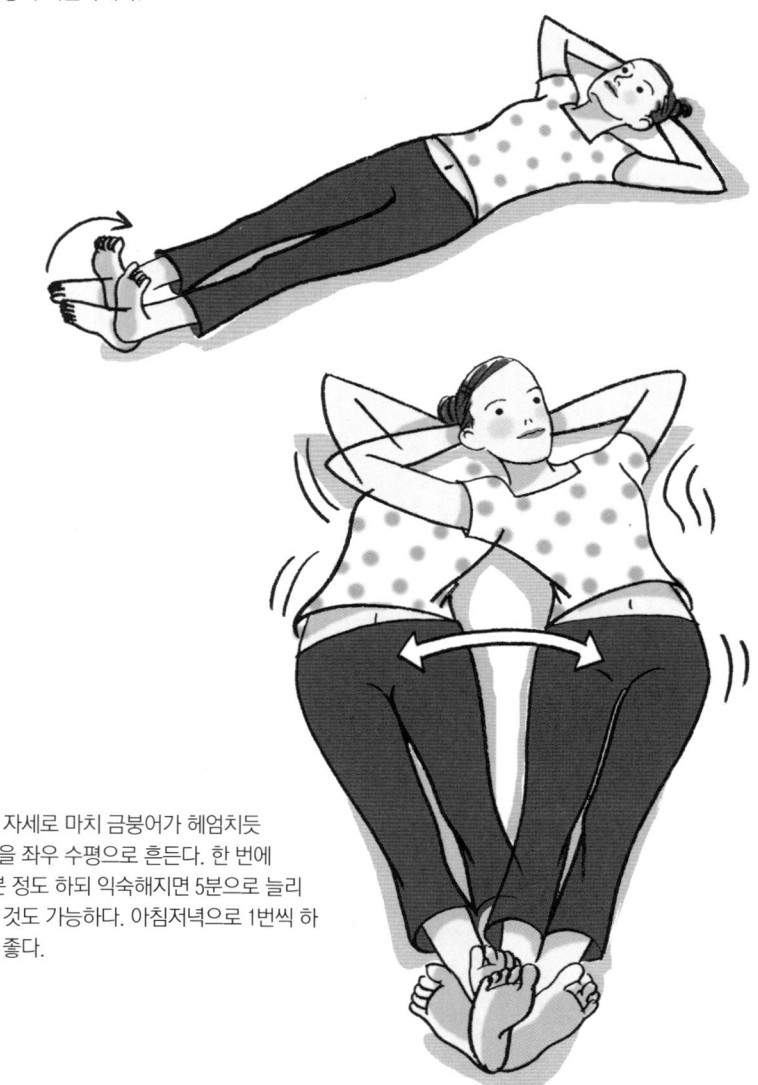

③ 이 자세로 마치 금붕어가 헤엄치듯 몸을 좌우 수평으로 흔든다. 한 번에 2분 정도 하되 익숙해지면 5분으로 늘리는 것도 가능하다. 아침저녁으로 1번씩 하면 좋다.

》》② 배복운동 《《

등뼈가 휘면 신경 기능이 저하되어 여러 가지 증상과 질병을 일으키는 원인이 된다. 휜 등뼈를 스스로 교정하고 개선하는 방법 중 대표적인 것이 배복운동이다. 이 운동은 준비운동과 본운동으로 되어 있다. 배복운동(본운동)으로 얻을 수 있는 최대 효과는 자율신경이 완전히 평형을 유지하게 되는 것이다.

〈준비운동〉
다음 운동부터 시작한다. 모두 끝마치는 데 1분 정도 걸린다.

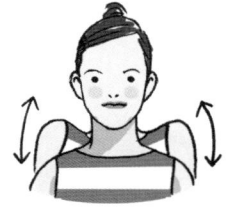
① 양쪽 어깨를 동시에 위로 올렸다가 내린다.(10회)

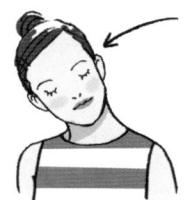
② 머리를 오른쪽으로 기울인다.(10회)

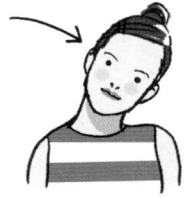
③ 머리를 왼쪽으로 기울인다.(10회)

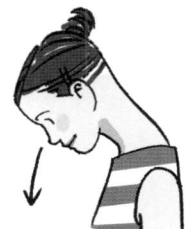
④ 머리를 앞으로 내린다.(10회)

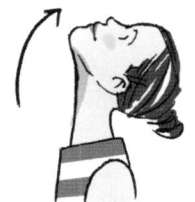
⑤ 머리를 뒤로 젖힌다.(10회)

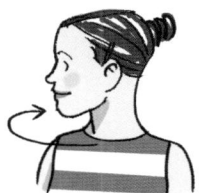
⑥ 머리를 오른쪽 뒤로 돌린다.(10회)

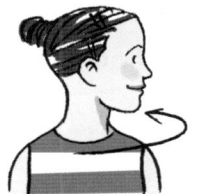
⑦ 머리를 왼쪽 뒤로 돌린다.(10회)

컨디션을 개선하는 건강운동을 한다

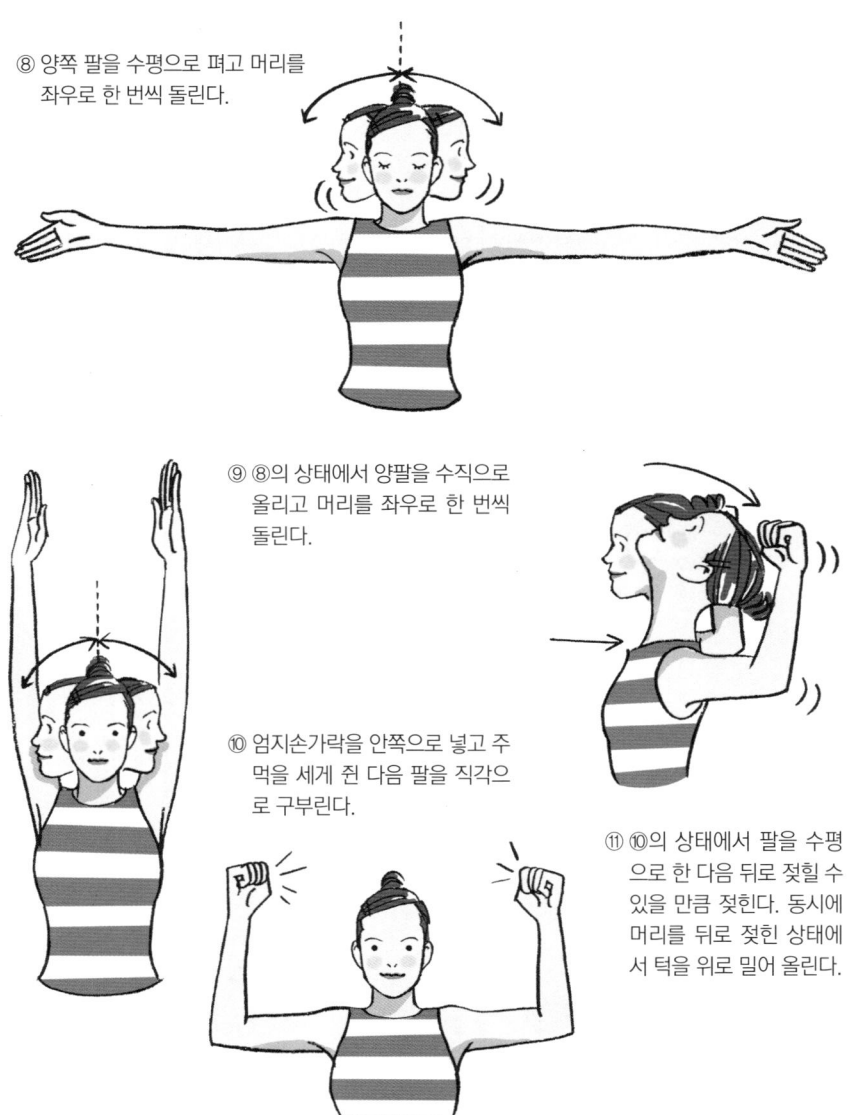

⑧ 양쪽 팔을 수평으로 펴고 머리를 좌우로 한 번씩 돌린다.

⑨ ⑧의 상태에서 양팔을 수직으로 올리고 머리를 좌우로 한 번씩 돌린다.

⑩ 엄지손가락을 안쪽으로 넣고 주먹을 세게 쥔 다음 팔을 직각으로 구부린다.

⑪ ⑩의 상태에서 팔을 수평으로 한 다음 뒤로 젖힐 수 있을 만큼 젖힌다. 동시에 머리를 뒤로 젖힌 상태에서 턱을 위로 밀어 올린다.

위의 준비운동을 마치면 힘을 빼고 손을 펴서 무릎 위에 놓고 다음의 본운동을 한다.

〈본운동〉
정좌하고 몸을 좌우로 흔드는 동시에 배를 내밀었다가 안으로 집어넣는 운동이다. 1회 10분간 한다. 처음에는 천천히 해도 상관없지만 서서히 속도를 올린다.

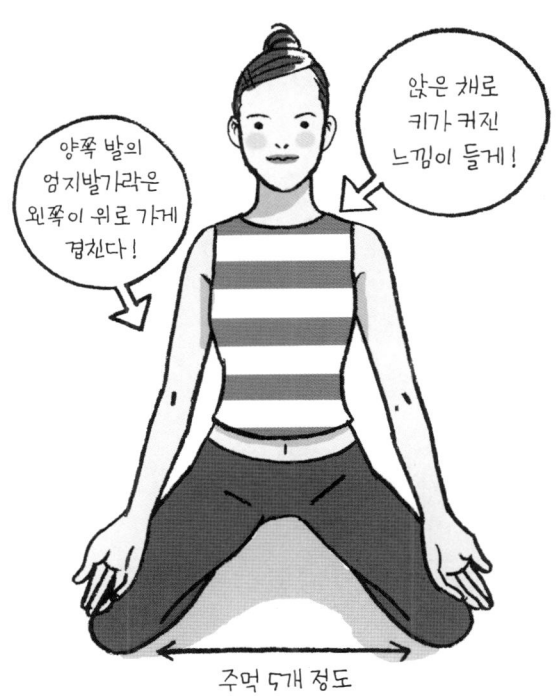

① 양쪽 무릎을 주먹이 5개 정도 들어갈 정도로 벌리고 양쪽 발의 엄지발가락은 왼쪽이 위로 가게 겹치도록 앉는다.
② 힘을 빼고 손을 펴서 양손을 양쪽 무릎 위에 가만히 올려놓는다. 새끼손가락과 약지손가락을 무릎에 대고 손바닥의 반 정도만 위를 향하게 하고 꼬리뼈를 중심으로 머리 꼭대기까지 일직선이 되게 한다. 앉은 채로 키가 커진 느낌이 들게 한다.

※ 준비운동에서 본운동까지 1일 2회 한다.
　1회에 10분간 하되 20~30분 하면 좋다.

③ 그 자세로 하나의 봉처럼 상체를 좌우로 흔들며 동시에 배를 내밀었다가(부풀게 하거나) 집어넣는다(쑥 들어가도록 한다).

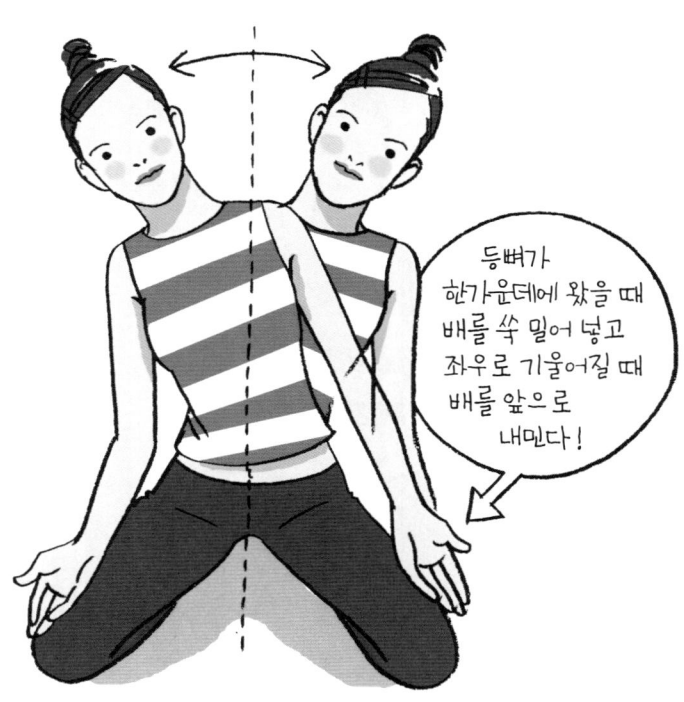

- 등뼈가 한가운데에 왔을 때 배를 안으로 넣는다.
- 등뼈가 좌우로 기울어질 때 힘을 모아 배를 앞으로 내민다.

※ 배를 밀어 넣고 내미는 것은 호흡과 상관없이 한다.
※ 좌우로 기울이는 각도는 중심선에서 40°가 표준이고 어깨가 중심선에 와야 한다.
※ 허리에서 상체에 걸친 등뼈가 하나의 봉 같은 상태가 되지 않을 때는 신장을 압박한 모양이 되어 신장에 좋지 않으므로 주의가 필요하다.

≫ ③ 모관운동 ≪

모관운동은 전신의 혈액순환과 임파액의 흐름을 조정한다. 고다 박사는 피로회복에 효과가 뛰어나고 수많은 질병 예방과 개선에 도움이 된다고 말한다.

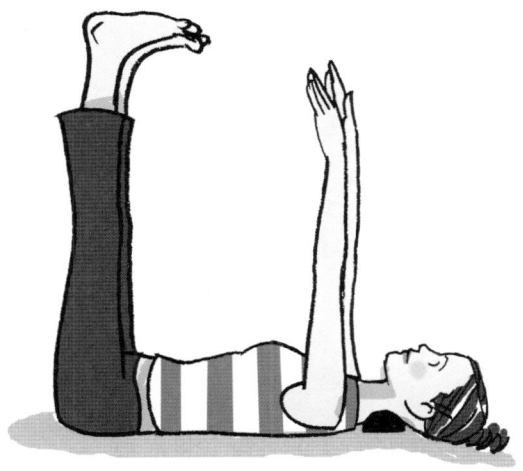

① 평평한 바닥 위에서 단단한 나무베개를 받치고 위를 향해 누운 다음, 양손과 양발을 수직으로 위로 들어 올린다.

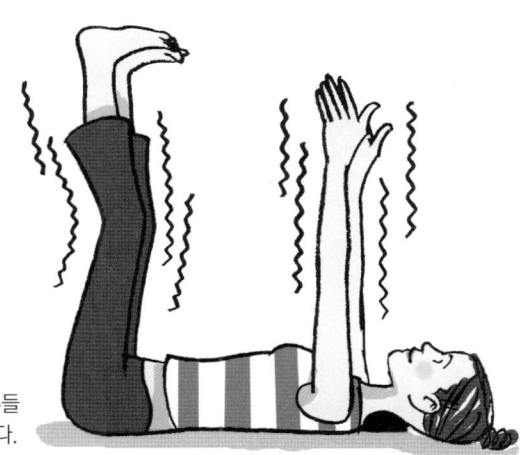

② 이 자세로 양쪽 다리와 팔을 부들부들 턴다. 아침저녁으로 1~2분씩 하면 좋다.

》》 ④ 합장·합척운동 《《

합장·합척운동은 어긋난 좌우 골반을 개선하고 특히 허리와 하지의 좌우에 있는 근육, 혈관, 신경 기능을 조정한다.

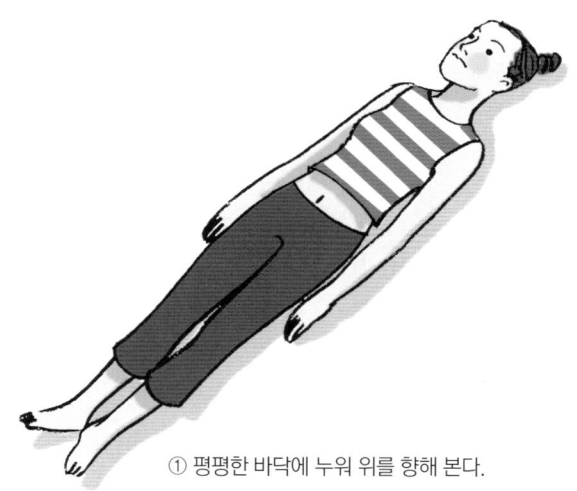

① 평평한 바닥에 누워 위를 향해 본다.

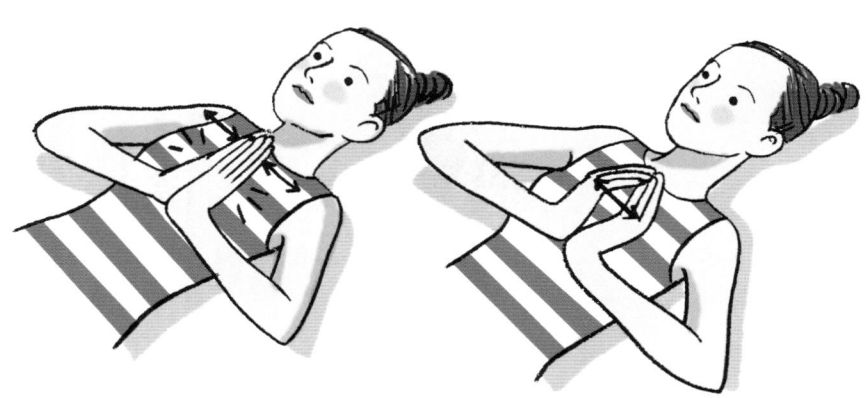

② 이 자세로 가슴 위에 양손을 얹는데, 손바닥을 마주 붙여 손가락이 닿게 한 다음 느슨하게 한다. 이것을 몇 번 반복한다.

③ 그 자세로 양쪽 무릎을 구부리고 양쪽 발바닥을 마주 닿게
해 발을 위아래로 10회 정도 그부렸다가 편다
(움직이는 거리는 발바닥 길이의 약 1배 반).
동시에 손도 합장한 채로 머리 위로 왕복하면
서 올렸다가 내린다.

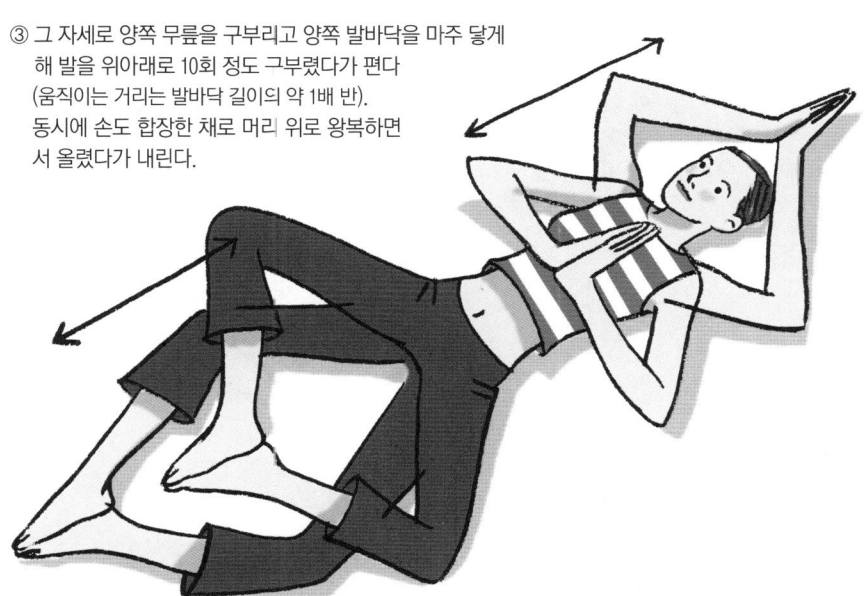

④ ③까지 끝나면 손바닥과 발바닥을
합친 채로 10분 정도 정지한다.
이 운동을 하루 2번 하면 좋다.

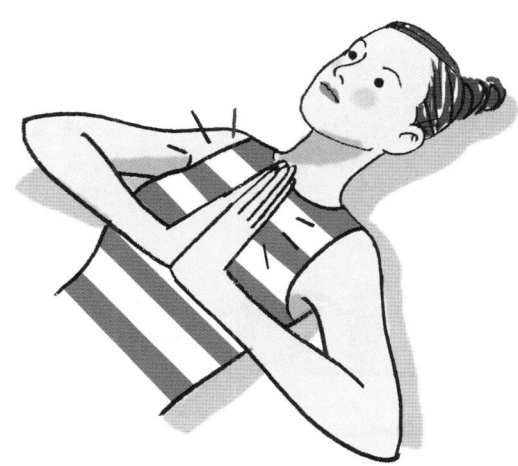

》》⑤ 평상침대 《《

딱딱하고 평평한 침대에 눕는 건강법이다. 앞뒤가 어긋난 척주를 교정하는 효과가 있다. 고다 박사에 따르면 흉곽(胸廓)을 펴주어 폐에 좋고 또한 신장이 부자연스러운 압박에서 벗어나도록 해주기 때문에 신장 기능을 높인다고 한다.

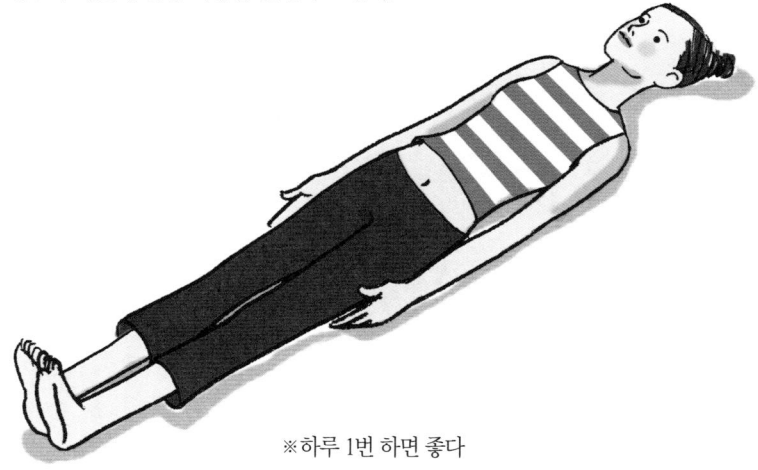

※하루 1번 하면 좋다

》》⑥ 나무베개(木枕) 《《

목침(木枕) 등의 단단한 베개를 목에 대고 일정 시간 누워 있는 방법이다. 비교적 쉬워 보이는 이 방법으로 휜 등뼈를 스스로 교정할 수 있다. 높이는 자신의 약지손가락 길이 정도가 적당하다. 처음에는 목과 머리가 아프기 때문에 오래 할 수 없는데 하루 10~20분만 해도 상관없다. 잠들 때까지 대고 있는 것만으로도 충분하다. 익숙해지면 2시간 30분 정도 대고 있도록 한다. 그 후 아침까지 그대로 사용할 수 있게 된다.

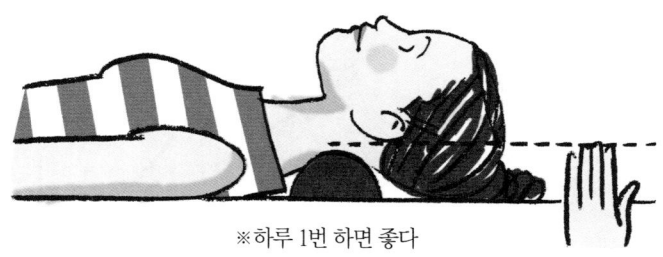

※하루 1번 하면 좋다

》⑦ 온·냉욕 《

온·냉욕은 온욕과 냉욕을 교대로 반복하는 목욕법이다. 고다 박사에 따르면 이 목욕법은 수많은 증상에 효과가 있다고 한다.

"무엇보다 글로뮤가 대폭 확대되기 때문에 체온을 잘 유지할 수 있습니다. 또한 냉증을 고치는 것은 물론 고혈압을 개선합니다. 나아가 체내의 비타민 C가 감소하지 않습니다."

일반적인 목욕은 체내의 비타민을 감소시킨다고 한다.

"각종 비타민, 미네랄 종류 중 특히 중요한 것이 비타민 C입니다. 그런데 온·냉욕을 하면 체온이 상승하지 않아 땀이 나지 않기 때문에 비타민이 손실되지 않습니다. 비타민이 손실되지 않으면 피부가 깨끗해지고 또한 탄력이 생깁니다. 그뿐 아니라 자율신경의 균형이 조절되며 기억력이 좋아집니다. 나아가 피로가 해소되어 감기에 잘 걸리지 않습니다."

온·냉욕을 하려면 일반 욕조가 아닌 수욕용(水浴用) 욕조가 필요하다. 수욕으로 시작해 수욕으로 끝나는 것이 규칙이라고 할 수 있다. 다음과 같이 1분씩 반복하되 모두 9회(9분)를 실행한다.

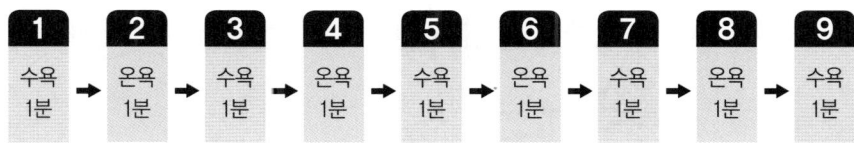

대야를 사용할 경우, 1회에 발끝에 한 대야, 무릎에서 아래로 한 대야, 배꼽에서 아래로 한 대야, 왼쪽 어깨와 오른쪽 어깨를 교대로 세 대야씩 끼얹는다.

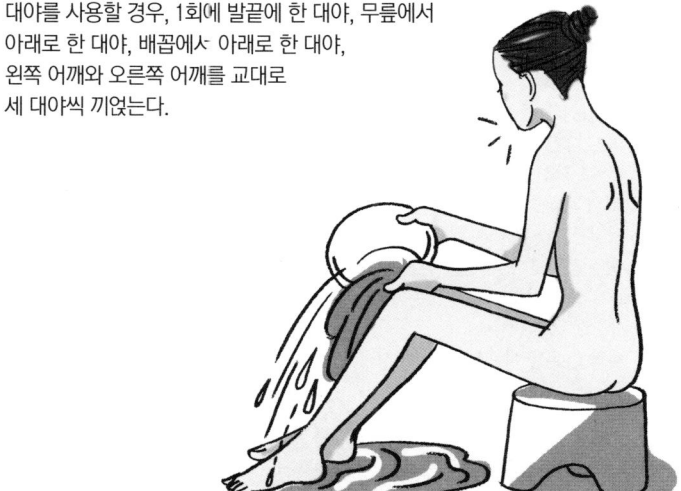

수욕용 욕조가 없으면 샤워기 등으로 물을 끼얹는 방법도 상관없다. 이때 발끝에서 점점 위쪽으로 냉수를 끼얹는다.

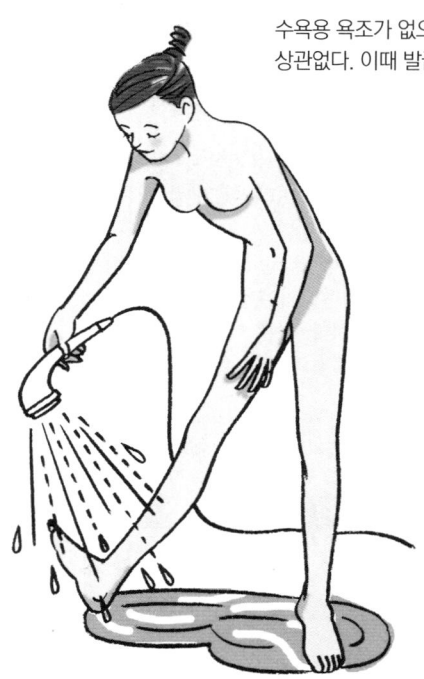

〈온·냉욕을 할 때의 주의사항〉

※ 허약 체질인 사람이 갑자기 온·냉욕을 하면 간혹 몸을 떨기도 한다. 이 경우에는 10초로 단축한다.
※ 혈압이 높거나 건강에 자신이 없는 사람은 처음 물의 온도를 30℃ 정도에서 시작한다.
※ 다음에 해당하는 사람은 온·냉욕을 하면 안 된다.
심한 고혈압이나 심장병 환자 / 간경변 환자 / 만성신부전 환자 / 술에 취한 사람 / 열이 있는 사람 / 약을 복용 중인 사람
※ 다음에 해당하는 사람은 무릎 아랫부분만 하도록 한다.
부정맥이 있는 사람 / 고혈압 환자 / 빈혈 기미가 있는 사람 / 체력이 상당히 저하되어 있는 사람 / 65세 이상의 고령자

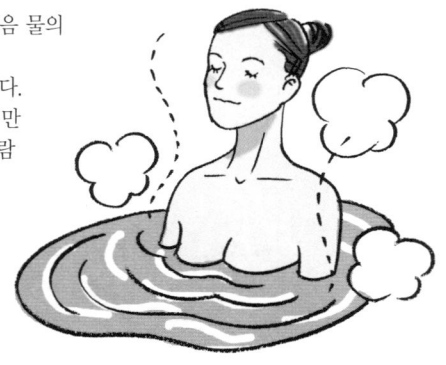

chapter **5** 실천 규칙과 성공 포인트

1일 2식 소식요법의 주의사항

누군가가 "질병에 걸려 병원 침대에 누워 있고 싶은가?"라고 물으면 '그렇다'고 대답할 사람은 아무도 없다. 그런데 "병에 걸리고 싶지 않으면 식사하지 마"라고 말하면 누구나 거부 반응을 보인다. 조금만 인내력을 발휘해 현재의 식습관을 고친다면 누구라도 건강해질 수 있다. 그 기적을 직접 느끼고 싶지 않은가?

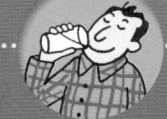

누구나 실천할 수 있는 건강으로 가는 제1단계

자신의 건강은 스스로 지킨다

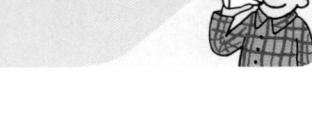

간식과 야식만 끊어도 효과가 있다

오랫동안 1일 3식을 해온 습관을 갑자기 1일 2식으로 바꾸는 데는 용기가 필요하다. 음식 섭취량을 줄여야 한다는 사실에 거부감을 보이는 사람도 있다. 대부분의 사람이 식욕 앞에서는 의지가 약한 편이다. 그래서 보통사람의 식욕을 인정하는 고다 박사는 '최소한 이것만 지키면 건강해질 수 있다'는 식양생법을 소개한다.

"갑자기 엄격한 규칙을 지키면서 음식 섭취량을 줄이라고 하면 도저히 해낼 수 없다는 사람도 있습니다. 한 끼를 건너뛰는 데다 먹는 양을 줄이는 것이 힘들어 오히려 그 반동으로 식욕에 브레이크가 걸리지 않는 경우도 종종 있지요."

어떻게 하면 힘들이지 않고 1일 2식을 실천할 수 있을까? 지금부터는 고다 박사가 당장 오늘부터라도 누구나 실천할 수 있다고 추천하는 방법을 소개한다. 그것은 '1일 3식을 지속하되 간식과 야식을 먹지 않는 것'이다. 또한 백미를 현미로 바꾸고 아침식사로는 야채주스를 마신다. 아침식사로 야채주스를 마시는 것 외에 점심식사와 저녁식사는 기존에 해오던 대로 하면 된다.

만약 지금까지 간식이나 야식을 거의 먹지 않았다면 이것을 지키기가 한결 쉬울 것이다. 하지만 습관처럼 간식과 야식을 먹어온 사람은 지키기가 쉽지 않다.

컨디션이 좋아지는 것을 누구나 실감할 수 있다

배가 부를 때까지 먹는 사람은 위를 80%만 채우는 습관을 들이려고 노력해야 한다. 포만감을 느끼지 못해 힘들다면 간식과 야식을 끊고 이것이 건강을 유지하는 최소한의 조건이라는 것을 인식하고 실천해야 한다. 고다 박사는 이러한 식생활을 실천하는 것만으로도 좋아지는 컨디션을 확실히 느낄 수 있다고 말한다.

이것을 실행해 그 효과를 실감했다면 1일 2식을 시도해볼 것을 권한다. 1일 2식을 지속하면 건강하게 장수할 수 있다. 병에 걸려 병원에 누워 있으면 가장 고통스러운 사람은 자기 자신이다. 그러므로 자신의 건강은 스스로 지켜야 한다.

〉〉 굶지 않고 건강해지는 법 〈〈

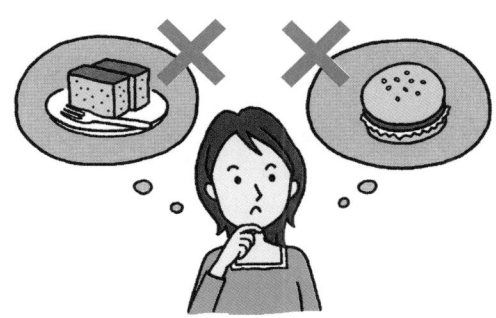

우선 간식과 야식을 끊는다

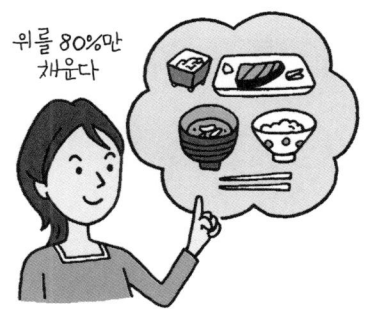

평소대로 식사하되 위를 80%만 채운다

효과를 실감하면 1일 2식으로!

누구나 실천할 수 있는 건강으로 가는 제1단계

꼭 지켜야 할 '1일 2식의 규칙'

당신의 생활에 맞는 방법은?

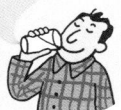

18시간 동안 아무것도 먹지 않는 것이 기본

1일 2식의 소식요법은 기본적으로 아침식사를 하지 않고 점심식사와 저녁식사만 한다. 그렇다고 무조건 아침식사를 거르는 것이 좋다는 얘기는 아니다. 고다 박사가 추천하는 1일 2식의 소식요법에서는 그가 '최소한 이것은 꼭 지켜야 한다'고 권하는 규칙이 있

>> 먹지 않아야 하는 시간 <<

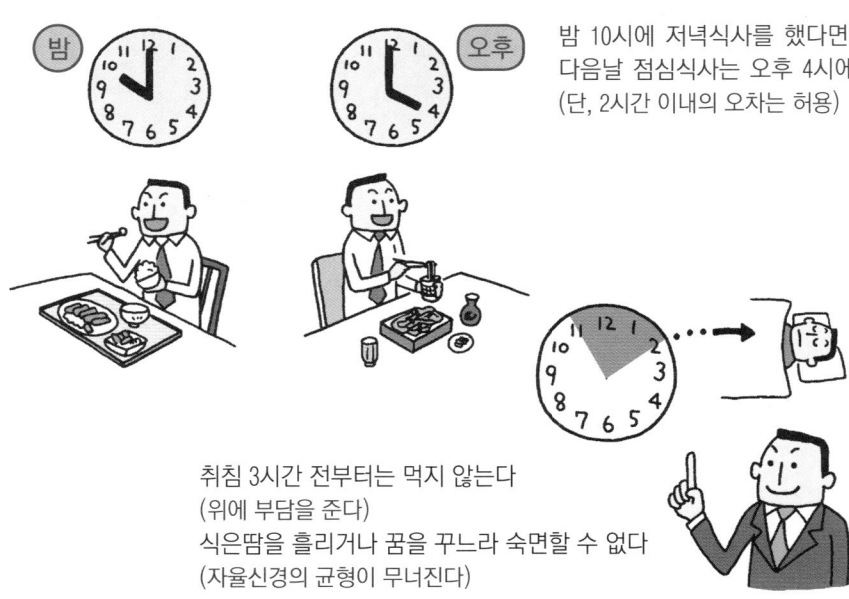

밤 10시에 저녁식사를 했다면, 다음날 점심식사는 오후 4시에 (단, 2시간 이내의 오차는 허용)

취침 3시간 전부터는 먹지 않는다
(위에 부담을 준다)
식은땀을 흘리거나 꿈을 꾸느라 숙면할 수 없다
(자율신경의 균형이 무너진다)

다. 그 기본은 저녁식사에서 다음날 점심식사까지 최소한 18시간 이상 간격을 두어야 한다는 것이다.

예를 들어, 전날 저녁식사가 오후 6시에 끝났다면 다음날 점심식사는 낮 12시에 한다. 전날 저녁식사를 오후 7시에 마쳤다면 다음날 점심식사는 오후 1시에 한다. 전날 저녁식사가 오후 8시에 끝났다면 다음날 점심식사는 오후 2시에 한다. 단, 2시간 이내의 오차는 허용한다. 또한 저녁식사 시간은 취침 시간에서 역산해 3시간 이상 전으로 한다.

포만감을 느끼는 상태에서 잠을 자면 식은땀을 흘리거나 꿈을 꾸느라 숙면할 수 없기 때문에 아침에 눈을 뜨기가 힘들다. 먹은 것이 아직 위에 남아 있기 때문이다. 특히 이것은 위에 부담을 주어 자율신경의 균형을 무너뜨린다.

어느 정도 배가 고픈 상태에서 잠자리에 들면 위에 부담이 없어 숙면할 수 있고 또한 아침에 상쾌하게 일어날 수 있다.

저녁식사를 10시에 했다면 점심식사는 몇 시에 해야 할까?

일에 쫓기다 보면 식사 시간을 놓쳐 밤 10시쯤에 저녁식사를 하게 되는 때도 있다. 이 경우 다음날 점심식사는 몇 시에 하는 것이 좋을까? '저녁식사에서 다음날 점심식사까지 18시간 이상의 간격을 둔다'는 것이 1일 2식 소식요법의 원칙이므로 저녁식사가 오후 10시에 끝났다면 다음날 점심식사는 오후 4시에서 5시쯤에 가볍게 먹는 것이 좋다. 고다 박사는 업무와 교제상의 사정도 있으므로 허용 범위 내에서 조정하는 것도 괜찮다고 조언한다.

어쨌든 식사 시간을 지키는 것이 어렵다면 '간식을 먹지 않는다', '한 번에 먹는 양을 줄인다' 등의 규칙에 주의해야 한다. 이것을 지키는 것만으로도 효과를 볼 수 있다.

건강메모

병에 걸리지 않은 사람이 가장 유의해야 할 것도 음식이다. 고다 박사는 금연과 금주도 좋지만 건강의 근본은 음식에 있으므로 좋은 음식을 섭취하되 위의 80%만 채우는 것이 바람직하다고 설명한다.

식습관이 불규칙한 사람은

밤늦게까지 일하는 사람의 1일 2식은?

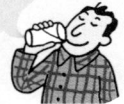

저녁식사를 하지 않는 1일 2식도 가능한가?

간혹 아침식사가 아니라 저녁식사를 하지 않는 편이 훨씬 실행하기가 좋다는 사람도 있다. 그렇다면 저녁식사를 하지 않는 1일 2식도 가능할까? 고다 박사는 이렇게 대답한다.

"내가 권하는 1일 2식의 소식요법은 아침식사를 하지 않는 것이지 점심식사와 저녁식사를 하지 않는 방법이 아닙니다. 이는 건강상 오전 중을 배출 시간으로 받아들이는 것이 이치에 맞기 때문입니다. 오전 중에 아무것도 먹지 않으면 모틸린이라는 호르몬이 활발하게 분비되는데 모틸린은 장의 연동운동을 촉진해 장 청소를 도와줍니다. 반면 아침식사를 하면 모틸린이 잘 분비되지 않아 장의 배설 기능이 충분히 이뤄지지 않습니다. 따라서 아침식사를 하지 않는 것이 올바른 방법입니다."

하긴 라이프스타일을 고려해도 저녁식사를 하지 않는 1일 2식은 오랫동안 지속하기가 어렵다.

"아침에는 힘들더라도 저녁식사 때만큼은 가족이 함께 모이는 경우가 많기 때문에 저녁식사를 하지 않는 것은 아무래도 무리가 있습니다."

밤에 일하고 정오에 일어나는 사람

직업에 따라 새벽 4시나 5시까지 일하는 사람도 있다. 이런 사람은 어떻게 하는 것이 좋을까?

"저녁식사를 한 후 다음날 점심식사 때까지 18시간 이상의 간격을 두게 되므로 의미가 있습니다. 새벽까지 일하고 난 뒤 식사를 하고 잠자리에 드는 습관이 있다면, 이제부터 배고픈 상태에서 잠자리에 들었다가 일어나서 식사하는 습관을 들이는 것이 좋습니다.

그렇게 하면 식사를 하지 않는 시간이 18시간 이상이 됩니다. 일어나는 시간이 정오쯤이라면 오후 1시경에 점심식사를 하고 저녁식사는 오후 7시나 8시에 하면 됩니다. 밤에 일하는 사람의 경우 아무래도 한밤중과 새벽에 식사를 하기 쉬운데 그런 식생활을 지속하면 위가 망가지고 맙니다. 위에 탈이 나면 결국 큰 병이 생기게 됩니다."

불규칙한 식생활을 계속하면 확실히 컨디션이 나빠진다. 실제로 불규칙한 식생활 때문에 쉽게 피곤해진다, 기운이 없다, 집중력이 떨어진다 등의 '둔감한 간'(P.63 참조) 증상을 보이는 사람이 많다. 그렇다고 일을 그만둘 수는 없으므로 이들은 시간이 지날수록 점점 힘든 상황으로 내몰리게 된다.

〉〉 야식을 먹지 않는 2식이 기본 〈〈

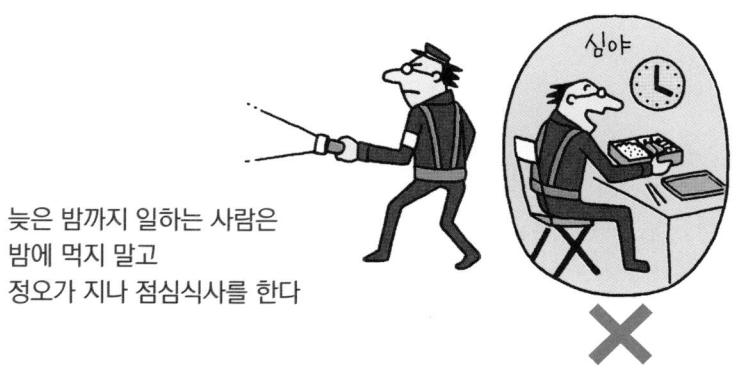

늦은 밤까지 일하는 사람은
밤에 먹지 말고
정오가 지나 점심식사를 한다

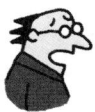

불규칙한 생활을 계속하면……
- 자주 피곤함을 느낀다
- 기력이 없다
- 집중력이 떨어진다

식습관이 불규칙한 사람은

아침의 올바른 '물 마시기'가 건강을 약속한다

아침의 올바른 물 마시기로 배변을 촉진한다

아침에 물을 마셔서 배변을 촉진한다

고다 박사가 거듭 강조하는 것은 '아침은 먹는 시간이 아니라 배출하는 시간'이라는 것이다. 어떤 사람은 "아침식사를 하지 않으면 배변감이 생기지 않는다"고 말하는 사람도 있다. 그 이유는 무엇일까? 여기에는 '직장에 변이 쌓여 내압이 일정 정도 이상이 되면 그 자극이 골반신경, 척수를 지나 대뇌에 전달되어 배변 반사로 배변감을 촉진한다'는 현대의학의 지식도 어느 정도 영향을 미치고 있다.

또한 현대의학에서는 아침식사의 필요성을 다음과 같이 설명한다.

"아침식사를 하면 그것이 자극이 되어 배변 반사가 생기기 때문에 배변이 잘 이뤄진다. 따라서 규칙적인 배변을 위해서라도 아침식사를 하는 것이 중요하다."

그러나 고다 박사는 "배변 반사는 물을 마셔도 생긴다"고 지적한다.

"아침에 일어났을 때 물을 마시면 배변을 촉진합니다. 장의 상태가 좋은 사람의 경우 물 한 컵(약 180㎖)을 마시는 것만으로도 화장실에 가고 싶어집니다. 장의 기능이 떨어진 사람도 물을 2컵이나 3컵 마시면 대개는 배변감이 생깁니다."

이때 물은 생수가 좋으며 다른 음료는 필요 없다. 물론 오랫동안 아침식사를 한 후에 배변하는 습관을 들여온 사람은 처음에 배변감이 잘 생기지 않을 수도 있다. 그러나 한 달 정도 습관을 들여 익숙해지면 아침식사를 하지 않아도 배변할 수 있다.

> **건강메모**
> 물은 천천히 조금씩 마셔야 한다. 한꺼번에 많이 마시면 금방 소변으로 배설되어 버린다. 물이 혈관으로 들어가서 전신으로 퍼져 나가도록 하려면 천천히 마시는 것이 좋다.

오전 중에는 수분을 잘 공급한다
아침식사를 하지 않는 대신 오전 중에 수분을 잘 공급하는 것이 1일 2식 소식 요법의 기본이다. 특히 잠을 잘 때 수분을 상실하게 되므로 오전 중에는 수분을 충분히 섭취해야 한다. 고다 박사는 수분을 잘 공급하면 신장 기능이 좋아진다고 말한다. 그가 권하는 것은 생수와 감잎차로 수분을 공급하는 것이다.

〉〉 아침에 물을 마시면 이런 점이 좋다 〈〈

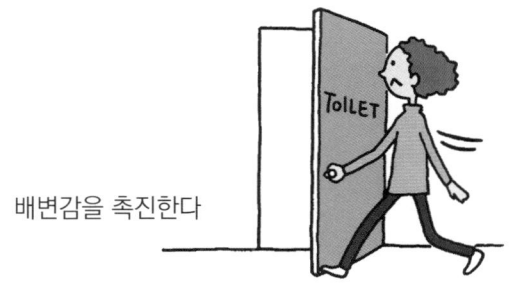

배변감을 촉진한다

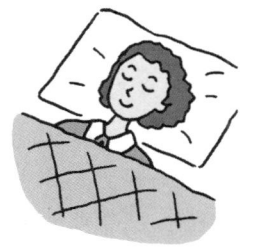

잠잘 때 상실한 수분을 보충한다
(본인이 자각하는 것 이상으로 땀을 흘리거나 수분이 증발된다)

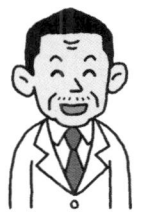 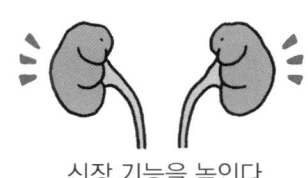

신장 기능을 높인다
(해독 능력이 높아진다)

당신은 수분을 충분히 섭취하고 있는가?

커피나 녹차, 알칼리성 이온음료는?

물을 충분히 섭취하는 것은 우리의 생명과 관계가 있을 정도로 매우 중요한 일이다. 인간의 몸은 70%가 수분으로 되어 있기 때문에 소위 '걸어 다니는 나무'라고 할 수 있다. 수분이 부족하면 나무가 살 수 없듯 인체도 물이 부족하면 탈수 증상을 일으킨다. 또한 물은 인간의 몸을 청소하고 숙변과 독소를 씻어낸다.

수분은 공복 상태에서 섭취한다

수분은 공복 상태에서 마시는 것이 좋으며 식사 중과 식후 3시간 이내에는 마시지 않도록 한다. 고다 박사는 공복이 아닌 상태에서 물을 마시면 위산과 소화액이 희석된다고 말한다.

"식사 중과 식후에는 위산, 소화액의 분비가 촉진되어 섭취한 음식물의 소화 흡수가 잘 이뤄집니다. 그런데 식사 중과 식후 3시간 이내에 수분을 섭취하면 위액과 소화액이 희석되어 소화 흡수가 저해되는 탓에 위에 부담을 주게 됩니다. 그 결과 구내염에 걸리거나 입의 가장자리가 갈라지는 구각염이 나타납니다."

구내염이 잘 발생하는 것은 위가 나쁘다는 증거다. 고다 박사는 식사 중에 물을 마시는 습관을 버려야 한다고 충고한다. 특히 식사 중에 물을 마시면 식중독에 걸리기 쉽다. 예를 들어 위액의 pH가 1.5~1.8이라면 적리균이 위에 들어와도 간단하게 살균할 수 있다. 그런데 식사 중에 물을 마시면 pH가 3이나 4로 희석되기 때문에 적리균을 죽일 수 없게 된다. 위액과 소화액이 묽어지면 티푸스균과 콜레라균이 들어와도 살균할 수 없다. 사실 콜레라에 걸려 사망하는 사람은 대부분 위를 절제한 경우가 많은데 이는 위산이 나오지 않기 때문이다.

그런데도 최근에는 식후에 차나 커피를 마시는 사람이 상당히 많다. 특히 젊은층은 물을 마시면서 음식을 먹는 경향이 강하다. 고다 박사에 따르면 식사 중의 수분 섭취는 차 한 잔, 맑은 장국 한 공기 정도가 허용 범위라고 한다. 수분을 엄격히 제한해야 소화 흡수에 좋고 또한 위를 보호할 수 있기 때문이다.

목욕 전에는 물을 마시지 않는다
목욕하기 전 40분 동안에는 물을 마시지 않는 것이 좋다. 특히 고령자는 목욕 중에 뇌출혈을 일으킬 수 있기 때문에 수분 섭취에 주의해야 한다. 목욕을 하면 대개 뇌의 혈관이 팽창하는데 목욕하기 전 40분 안에 물을 마시면 그것을 더욱 부추기게 된다.

간혹 중년을 넘긴 사람이 강연 중에 뇌출혈을 일으켜 졸도하는 일이 발생하기도 한다. 이는 열변을 토하느라 뇌혈관이 팽창했을 때 물을 한꺼번에 마시는 바람에 혈관이 더욱더 팽창하여 끊어지기 때문이다.

부기가 있는 경우에는 더욱 주의한다
부기가 있는 사람은 물을 지나치게 보충하지 않는 편이 좋다.

건강메모
신진대사증후군이 있는 사람은 그렇지 않은 사람에 비해 심근경색 등 심혈관계 질환에 걸릴 확률이 남성은 약 2.5배, 여성은 1.8배나 높다고 한다.

≫ 효과적인 수분 보충법 ≪

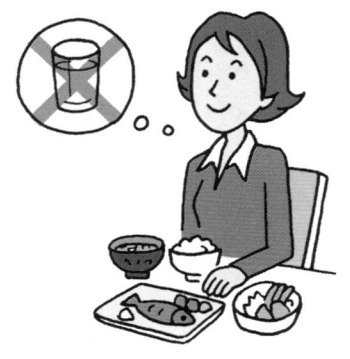

식사 중과 식후 3시간 이내에는 마시지 않는다
(구내염이 잘 생기는 사람은 소화액이 희석되어 위가 망가지고 있다는 증거다)

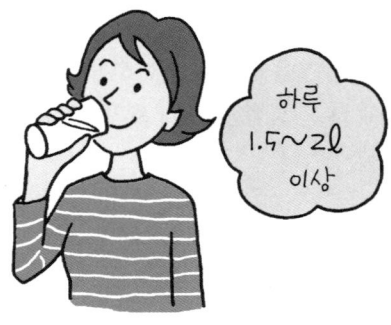

수분은 공복 상태에 마신다
(음식물과 함께 마시면 위산과 소화액을 희석시킨다)

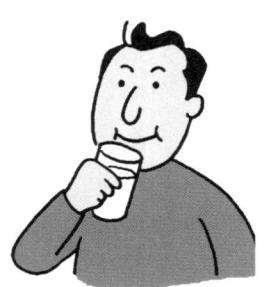

부기가 있는 사람도 물을 적당히 마시는 것은 괜찮다

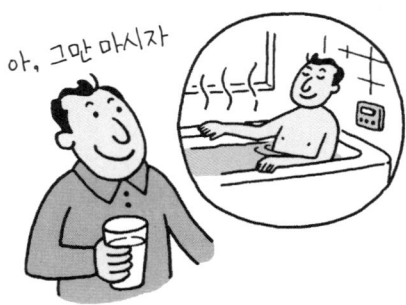

목욕하기 전 40분 안에는 마시지 않는다
(이때 물을 마시면 뇌혈관 팽창을 조장하는 셈이다)

우리 몸이 원하는 야채 섭취법

당신은 생야채파? 온야채파?

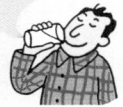

온야채보다 생야채가 좋은 이유

야채는 쓰임새도 다양하고 우리의 건강을 유지하는 데는 물론 질병을 예방하는 데도 없어서는 안 될 건강식이다. 특히 야채는 암과 여러 가지 질병의 원인인 활성산소를 제거하는 항산화력 및 면역력을 높이는 것을 비롯하여 수많은 작용을 한다.

그런데 이러한 야채를 어떻게 섭취할 것인가를 둘러싸고 의견이 분분하다. 대표적인 것은 생것이 좋은가, 아니면 익힌 것이 좋은가 하는 문제다.

일부 연구자는 활성산소를 제거하는 작용은 온야채 쪽이 뛰어나다고 주장한다. 또한 많이 먹을 경우에는 생것보다 익힌 쪽이 더 낫다는 의견도 있다. 반면 비타민 C 등 수용성비타민은 가열하면 소실되므로 생것으로 섭취하는 편이 좋다고 하는 개념도 있다. 고다 박사는 생것과 익힌 것은 각각 장단점이 있는데 종합적으로 분석하면 생것이 낫다고 말한다.

"나는 지난 60년간 질병 치료에 식사요법을 도입해왔는데 생야채와 온야채를 비교해보면 생야채가 훨씬 더 깊은 맛이 납니다. 건강과 질병 치료의 관점에서도 생야채는 온야채의 효과를 능가합니다."

또한 그는 온야채만 먹으면 암에 걸릴 위험이 높아진다고 지적한다. 그 이유는 야채는 가열할수록 알칼리성이 되기 때문이다.

"위는 산성이지만 알칼리성에 치우친 음식만 먹으면 알칼리성으로 기울어지게 됩니다. 건강을 유지하고 질병을 예방하려면 체내의 산과 알칼리가 균형을 이루도록 하는 것이 좋습니다. 우리 몸이 알칼리성으로 기울어지면 암에 걸리기 쉬운 체질이 되고 맙니다."

생야채는 중성이다. 따라서 야채는 생것으로 먹는 것이 좋다. 나중에 소개

〉〉 몸에 좋은 야채 섭취법 〈〈

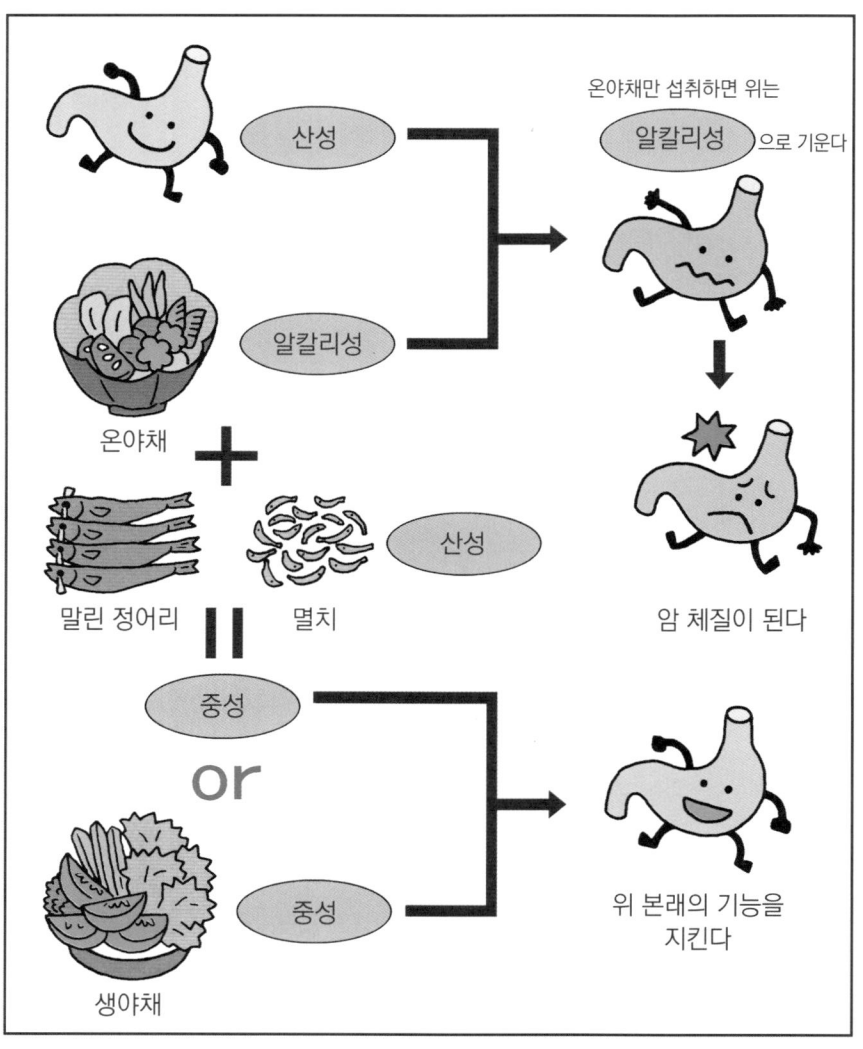

하지만 소식 건강법에 빠트릴 수 없는 현미 역시 생으로 먹는 것이 좋다고 한다. 밥과 익힌 야채만 먹는 사람은 말린 정어리나 멸치 등의 산성식품을 함께 먹으면 체내의 산과 알칼리가 균형을 이루게 된다.

야채에 함유된 초산의 문제

야채를 생것으로 먹을 때 문제가 되는 것은 시금치에 함유된 초산이다. 야채를 재배할 때 사용하는 화학비료에는 대표적으로 질소, 인산, 칼륨이 있는데 특히 질소 성분은 재배 과정에서 대개 단백질로 변한다. 촉성재배를 위해 다량의 화학비료(질소비료)를 뿌리면 외형상 푸릇푸릇한 색으로 자라지만, 이때 초산 농도가 높아 소비되지 않은 질소분이 초산태(초산성) 질소로 잔류하게 된다.

초산질소는 고기 등의 단백질과 함께 먹을 경우 니트로소아민이라는 발암물질을 생성한다. 만약 이것을 다량 섭취하면 혈중 산소가 결핍되어 특히 유아에게 위험하다. 그런데도 시중에서 판매되는 것 중에는 초산을 듬뿍 사용한 것이 많다.

그렇다면 시금치를 생으로 섭취하면 안 될까? 고다 박사의 설명을 들어보자.

"시금치의 독이 몸에 들어오지 않게 하려면 푸릇푸릇한 시금치보다 푸른 색감이 약간 부족한 것을 선택하는 것이 좋습니다. 그래도 안심할 수 없다면 시금치 대신 무나 당근 등 뿌리채소의 잎을 먹으면 됩니다."

건강메모

최근 디톡스가 유행하고 있는데 디톡스란 '내보낸다'는 뜻이다. 디톡스가 주목을 받는 것은 건강을 위해 '영양소를 받아들이는 것 못지않게 체내의 독소와 노폐물을 배출하는 것이 중요하다'는 것을 보여주는 증거다.

질이 좋은 식품, 해가 되는 식품

고기와 단것을 먹을 때는……

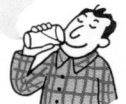

현미 + 채식을 하면 더 효과적이다

고다 박사가 권하는 1일 2식은 현미 + 채식이 기본이다. 일단 1일 2식에 익숙해지면 다음 단계로 식사 내용을 현미 + 채식으로 바꾼다. 고기, 계란, 지방질은 가급적 피하고 현미와 배아미를 중심으로 야채, 콩제품, 멸치를 적극 섭취하는 것이다.

1일 2식의 소식을 하면 하루의 식사량이 줄어들지만 그렇다고 영양이 결핍되는 것은 아니다. 질 좋은 식품을 선별하면 하루에 30종류의 영양소를 먹는 것보다 훨씬 영양가도 높고 균형 잡힌 식사를 할 수 있다. 질 좋은 식품을 구체적으로 살펴보면 백미보다 현미, 백설탕보다 흑설탕, 정백빵보다 밀전립분빵과 현미빵 등이 있다. 생선은 방어와 참치처럼 큰 생선보다 머리부터 꼬리까지 통째로 먹을 수 있는 멸치, 꽁치, 정어리 등의 작은 생선이 질 좋은 식품이다. 고다 박사는 무나 당근 같은 야채도 잎을 버리지 않고 그대로 먹을 때 질 좋은 식품이 된다고 말한다.

고기는 양을 반으로 줄인다

고다 박사는 육식을 기존 먹던 양의 절반으로 줄이자고 제안한다.

"고기를 전혀 먹지 않는 식생활이 이상적이지만 고기를 좋아해 완전히 끊을 수 없는 사람은 처음에는 섭취량을 기존의 절반으로 줄이면 됩니다. 줄인 만큼 더 맛있게 느껴집니다. 절반으로 줄이는 것을 마이너스로 받아들이지 말고 맛이 좋아졌다거나 건강해질 수 있다고 플러스 발상을 하는 것이 좋습니다."

고기 섭취를 절반으로 줄이는 것은 1일 2식의 식양생법 규칙 중 하나다.

고기를 먹을 때의 해독법

고다 박사에 따르면 고기 섭취는 1회에 50g으로 1주일에 3~4회 이내라면 상관없다고 한다. 1주일에 3일은 작은 생선이나 흰살 생선을 섭취하는 것이 좋다고 말하는 그는 이렇게 덧붙인다.

"야채주스를 하루에 360㎖ 정도 마시면 육식의 독소를 해소할 수 있습니다. 생수를 하루에 2ℓ 정도 마셔도 해

〉〉 몸이 좋아하는 식품 〈〈

- 고기, 계란, 지방질은 삼간다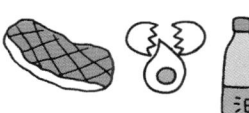

- 밥은 백미보다 현미, 발아현미 또는 배아미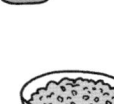

- 야채 이외에 콩제품, 멸치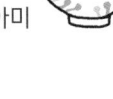

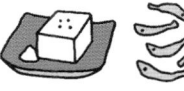
- 백설탕보다 흑설탕

- 정백빵보다 밀전립분빵과 현미빵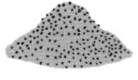

- 생선은 큰 생선보다 작은 생선, 큰 생선은 가능한 흰살 생선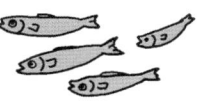

독이 가능합니다."

몸에 해로운 단것의 허용량은?

단것은 알코올, 흡연에 못지 않게 몸에 해롭다. 단것을 다량 섭취하면 특히 모세혈관의 바이패스(우회도로) 통로인 글로뮤(모세혈관이 갑자기 좁아지거나 막히면 피가 글로뮤를 통해 이동한다)가 약해진다. 그러면 혈액순환이 잘 되지 않아 수많은 병을 일으키는 원인이 된다.

또한 설탕은 알칼리성인데 알칼리성은 몸에서 칼슘을 빼앗는 동시에 인슐린을 낭비하게 만든다. 고다 박사는 특히 백설탕의 해가 심각하므로 백설탕을 듬뿍 사용한 단것은 삼가야 한다고 조언한다. 단것이 먹고 싶을 때는 가급적 흑설탕과 벌꿀로 대신하여 해로움을 줄이는 것이 좋다.

간혹 당분을 삼가야 하는 사람이 의외로 많이 섭취하는 경우가 있는데 심각한 증상이 나타나기 전에 주의해야 한다. 단것을 좋아하는 사람은 절제를 하다가도 순간적으로 참지 못하고 과다섭취하는 경우가 있다. 이런 상황에 놓였을 때 고다 박사는 다음과 같이 하라고 권한다.

"백설탕을 다량 사용한 과자를 많이 먹었을 때 그 해를 방지하려면 먹고 나서 3시간 후나 10시간 이내에 물을 마시는 것이 좋습니다. 기준은 팥빵 한 개에 물 300㎖ 정도입니다."

과일의 과다섭취도 주의해야 한다

사람들은 흔히 과일은 아무리 많이 먹어도 해가 없을 거라고 생각하지만 사실 과일에는 과당이 많이 함유되어 있다. 그렇다면 과일에 함유된 당분은 걱정하지 않아도 될까? 고다 박사는 과일에 과당이 함유되어 있어 과다섭취하면 당분 과잉이 된다고 말한다. 과일은 영양 면에서 좋은 점이 있긴 하지만 야채를 대신할 정도는 아니라는 것을 기억해야 한다.

건강메모

단것을 과다섭취하면 혈당치가 급격히 상승하거나 떨어진다. 저혈당이 되면 불안하고 초조해진다. 고다 박사는 그밖에도 여러 가지 때문에 몸에 해로우므로 단것의 과다섭취를 경계하라고 조언한다.

>> 단것은 이 범위 내에서 <<

- 고다 박사가 생각하는
  체중 1kg당 설탕 섭취량의 허용 범위

(이 수치는 백설탕의 경우이고
흑설탕은 이것의 3배까지 허용)

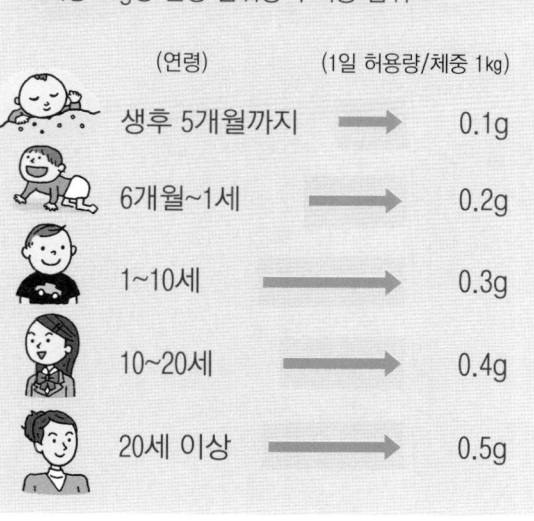

(연령)	(1일 허용량/체중 1kg)
생후 5개월까지	0.1g
6개월~1세	0.2g
1~10세	0.3g
10~20세	0.4g
20세 이상	0.5g

(예) (6g은 각설탕 1개 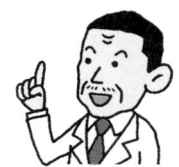에 해당)

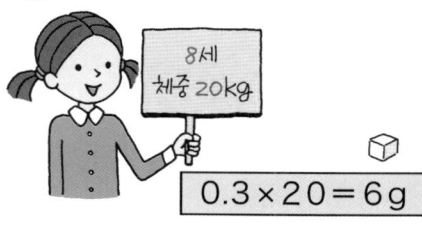

0.3 × 20 = 6g

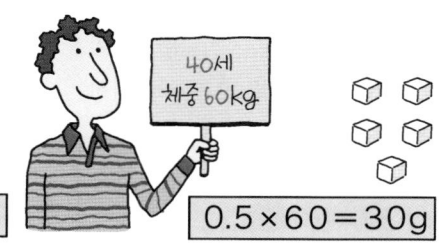

0.5 × 60 = 30g

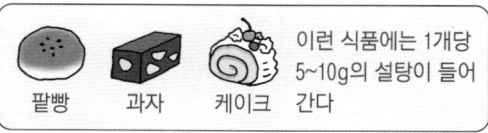

이런 식품에는 1개당
5~10g의 설탕이 들어
간다

질이 좋은 식품, 해가 되는 식품

이런 사람은 1일 2식을 어떻게 해야 할까?

경우에 따라서는 규칙을 엄수하지 않아도 괜찮다

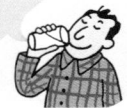

외식할 때와 파티에 참석했을 때

라이프스타일이 변하면서 갈수록 외식할 기회가 늘어나고 있다. 외식을 자주 하면 1일 2식의 식사요법을 지속적으로 실행하는 것이 어려울 수밖에 없다. 이에 대해 고다 박사는 다음과 같이 말한다.

"사람들과의 교제는 매우 중요한 일이지요. 또한 만남의 즐거움을 누리는 것도 중요합니다. 그러니 회식을 하거나 파티에 참석했을 때는 마음껏 즐기십시오. 단, 집에서 식사할 수 있을 때는 가급적 외식을 삼가고 집에서 먹도록 하십시오."

운동선수의 식사 관리

운동선수는 하루에 어느 정도의 칼로리를 섭취하는 것이 좋을까? 고다 박사가 제시하는 기준은 다음과 같다.

"개인적인 차이를 고려해야 하지만 평균적으로 점심식사는 1,000kcal, 저녁식사는 1,500kcal 정도가 적당합니다. 현미를 주식으로 하되 반찬은 야채(콩제품과 뿌리채소를 포함한다), 동물성식품(멸치와 육류), 해조류를 각각 30%로 하는 것이 좋습니다. 야채를 전체의 절반 정도로 늘리고 그만큼 고기를 줄이는 것이 이상적입니다."

현미 + 채식으로 식사를 하면 근육이 붙지 않을지도 모른다는 염려를 하기 쉽지만 고다 박사는 그런 걱정을 간단하게 날려버린다.

"근육의 힘을 생성하는 면에서는 고기의 단백질이 현미 + 채식보다 우수하지만, 근육의 지구력이나 원기 면에서는 현미 + 채식 쪽이 훨씬 좋습니다."

〉〉 이런 사람은 1일 2식을 어떻게 해야 하는가? 〈〈

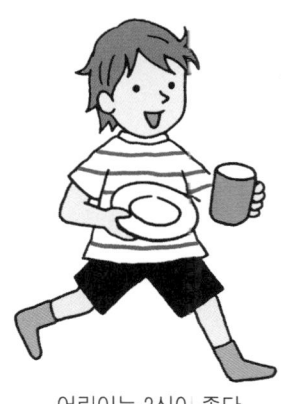

어린이는 3식이 좋다

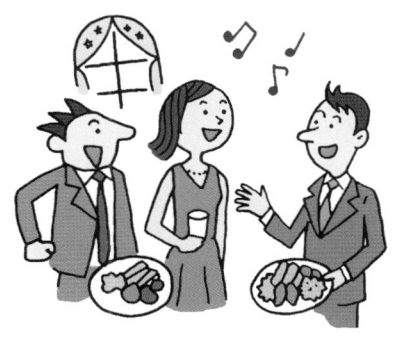

외식과 파티에서는 즐겁게 보낸다
(단, 귀가 후 수분을 보충한다. 집에서 먹을 때는 1일 2식을 잘 지킨다)

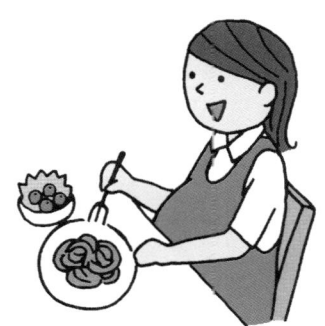

임산부도 1일 2식이 좋다
체내에서 지방이 분해되어 β-히드록시 낙산이 많이 만들어지기 때문에 태아의 뇌 발육에 좋다
부기 방지에도 좋다(단, 두리는 금물)

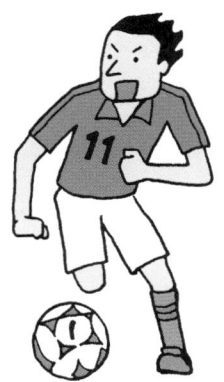

운동선수도 1일 2식이 좋다
현미를 주식으로 하되 야채와 콩제품, 동물성식품, 해조류를 30%씩(점심 1,000kcal, 저녁 1,500kcal) 섭취한다

어린이가 1일 2식을 해도 좋을까?

어린이는 한 번에 먹는 양이 적을 뿐만 아니라 몸을 형성해가는 과정에 있기 때문에 금방 배가 고파진다. 심지어 아침에 일어나자마자 배가 고프다고 말하는 어린이도 드물지 않다. 고다 박사의 설명을 들어보자.

"부모가 1일 2식을 한다고 해서 어린이에게 똑같이 강요해서는 안 됩니다. 스스로 1일 2식을 하고 싶다고 말할 때까지 기다려야 합니다. 갑자기 '오늘부터 아침식사를 하지마'라고 말하면 성격이 빗나갈 수도 있지요. '아침식사를 하지 않으면 건강해진다'는 말을 자주 들려주면 언젠가 '나도 한번 해볼까' 하고 생각하는 시기가 옵니다. 우선 초등학교 6학년 때까지는 배불리 먹게 하는 것이 좋습니다. 중학생 때부터 1일 2식을 해도 상관없습니다. 단, 이 경우에도 무리하지 말고 스스로 그럴 마음이 생길 때까지 기다리는 것이 중요합니다."

임산부는 1일 2식을 하는 편이 좋다

임산부의 경우에는 어떻게 하는 것이 좋을까? 고다 박사는 임산부가 1일 2식을 해도 아무런 문제가 없다고 말한다. 오히려 좋은 점이 많다며 그 이유를 다음과 같이 설명한다.

"포도당 이외에 뇌가 에너지로 사용하는 것으로 β-히드록시낙산이라는 물질이 있습니다. 이것은 지방이 분해되어 생기는 케톤체의 일종입니다. β-히드록시낙산은 모유에 많이 함유되어 있는데, 쿄토대학 약학부의 가츠키 히로시[香月博志]의 연구를 통해 이 물질이 태아의 뇌 발육에 필요하다는 것이 밝혀졌습니다."

임산부가 아침식사를 하지 않는 1일 2식을 하면 체내에서 지방이 분해되어 β-히드록시낙산이 많이 만들어진다. 따라서 1일 2식이 태아의 발육에 오히려 유리하게 작용한다.

임산부 중에는 배가 불러오면서 신장 기능이 떨어져 몸이 붓거나 출산 후에 부기로 고민하는 여성이 적지 않다. 이를 방지하는 데도 아침식사를 하지 않는 1일 2식이 도움이 된다. 그렇다고 무리해서 실천할 필요는 없다고 고다 박사는 덧붙인다.

chapter **6** 무리하지 않고 극적인 성과 올리기

의학적으로 올바른 식사 조절법

어떤 일이든 제대로 성과를 올리려면 규칙을 잘 지키는 것이 중요하다. 무엇을, 언제, 어떻게 먹는 것이 좋을까? 규칙을 지키지 못해 좌절감이 들 때는 어떻게 해야 할까? 더욱더 효과를 올리려면 어떻게 하는 것이 좋을까? 지금부터는 의사가 치료 현장에서 권하는 1일 2식 소식요법과 그 성공비결을 소개한다.

1일 2식 소식요법의 성공비결
이렇게 하면 당신도 계속할 수 있다

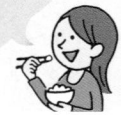

1일 2식의 순서

어떤 일이든 효과를 빨리 보려고 서두르면 실패한다. 이 진리는 식사요법에도 그대로 적용된다. 하물며 식욕은 인간의 강한 본능 중 하나다. 특히 지금까지 맛있는 것, 좋아하는 것을 마음껏 먹어온 사람은 건강을 위해 소식을 하겠다는 결심을 다지고 다져도 식욕을 컨트롤하기가 쉽지 않다.

이를 잘 알고 있는 고다 박사는 '모든 욕망을 끊으라'는 말을 하지 않는다. 오히려 처음부터 무리할 필요는 없다고 조언한다. 지금부터는 준비단계에서부터 1일 2식으로 나아가는 단계를 순서대로 소개하고자 한다. 일단 그 흐름을 정리해보자.

① 준비단계의 제1스텝

먼저 간식과 야식을 끊어야 한다. 과자, 빵, 라면, 햄버거, 가공식품 등을 섭취하면 상당량의 칼로리가 몸에 들어오게 된다. 더구나 이런 식품은 설탕과 유지가 많이 들어 있고 영양적으로도 편중되어 있다. 설령 1일 2식의 소식요법을 실천하더라도 간식을 먹으면 3식을 하는 것이나 마찬가지다. 이 경우 본래의 의도와 달리 위는 쉴 틈 없이 일해야 한다.

1일 2식으로 바꿀 때 가장 먼저 실천해야 할 것이 간식을 끊는 일이다. 만약 단것을 전혀 먹지 않으면 견디기 힘들 경우 최소한으로 제한한다.

② 준비단계의 제2스텝

간식과 야식을 끊었다면 그 다음 단계는 아침식사를 하지 않는 것이다. 갑자기 아침식사를 하지 않는 것이 힘들다면 처음에는 아침식사를 하되 양을 서서히 줄여나간다. 사실 아침식사를 하지 않으면 기운이 없다고 말하는 사람이 적지 않다. 이것은 지금까지의 잘못된 식생활 때문에 장에 숙변이 정체되어 나타나는 반응 현상이다. 1일 2식을 2개월 정도 지속하면 쌓여 있던 숙변이 상당량 배출되는데 이후 그런 반응 현상이 사라진다.

1일 2식의 소식요법_ '초급편'
1일 2식의 소식요법에서는 식사의 질이 매우 중요하다. 그리고 기본 중의 기본은 1회의 식사량을 줄이는 것이다. 즉, 위를 80%만 채운다. 위를 80%만 채운다는 것은 포만감을 느끼는 수준을 100으로 했을 때 80 정도의 만족감을 느끼는 양을 말한다.

하루의 식사 횟수를 3번에서 2번으로 줄이면서 점심식사와 저녁식사를

>> **1일 2식_ 성공의 단계** <<

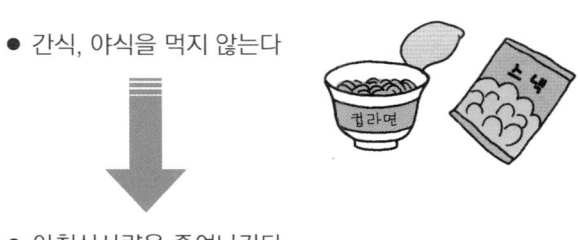

● 간식, 야식을 먹지 않는다

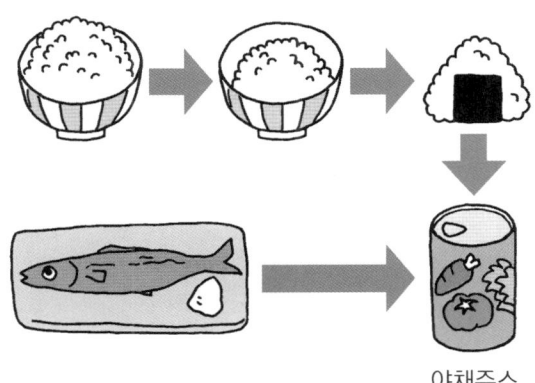

● 아침식사량을 줄여나간다

야채주스

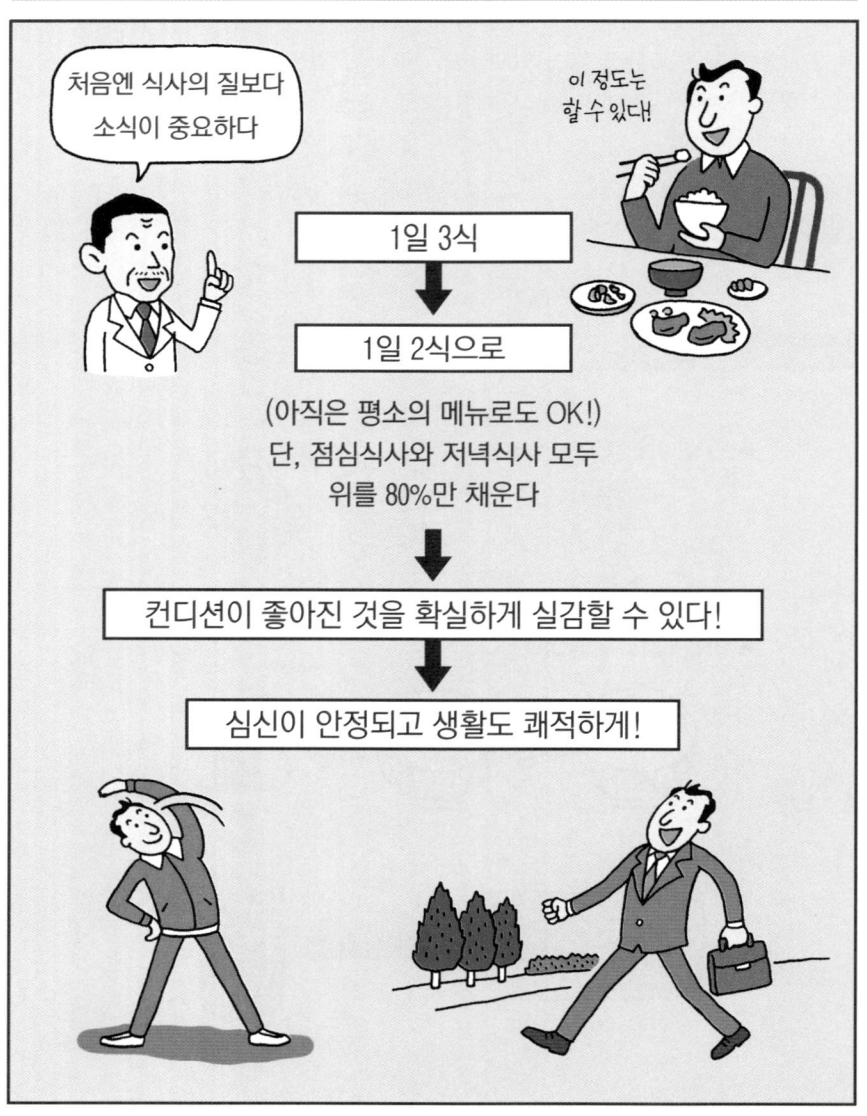

이전보다 많이 먹으면 결국 하루의 양에는 변함이 없으므로 별다른 의미가 없다. 초급편에서는 식사의 질보다 1일 2식으로 먹는 양을 줄이는 일이 가장 중요하다.

  점심식사는 기존의 80% 정도로 제한한다. 점심식사를 제한하는 이유는 1일 3식을 할 때와 달리 아무것도 먹지 않는 시간이 길기 때문이다. 만약 기존과 같은 양을 먹으면 위에 부담을 주게 된다. 여기에는 소식에 익숙해지도록 하려는 뜻도 담겨 있다. 저녁식사는 처음에는 기존의 양과 같아도 상관없지만 가급적 위를 80%만 채우도록 한다.

  지금까지 오랫동안 1일 3식을 해온 사람이 갑자기 1일 2식으로 바꾸는 것은 쉬운 일이 아니다. 그러나 야식을 하지 않고 1일 2식을 하는 것만으로도 컨디션이 상당히 좋아지는 것을 느낄 수 있다. 몸 상태가 좋아지면 마음 상태도 좋아져 그만큼 생활이 쾌적해진다. 일단 1일 2식에 익숙해지면 다음 단계로 식사 내용을 바꾸고 식사량도 철저하게 위를 80%만 채운다.

건강메모

고다 박사는 1일 500㎉나 그 이하의 칼로리를 섭취하는 엄격한 식사요법을 권한다. 그가 난치병 치료에서 탁월한 성과를 올리는 이유는 다른 의사와 달리 그러한 식사요법에서 성공한 경험이 축적되었기 때문이 아닐까?

1일 2식_ 초급편
실천상의 주의점
마음이 약해질 때의 대처하는 방법

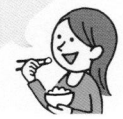

1일 2식의 식사요법 초급편의 성공비결

야채주스를 마신다

아침식사를 하지 않는 대신 오전 중에는 야채주스를 마신다. 그 양은 180㎖ 정도가 적당하다. 다섯 종류 이상의 야채로 만든 주스는 영양이 풍부하다. 주스는 가급적 스스로 만들어 먹는 것이 좋지만 시판되는 주스와 건조분말로 가공된 제품을 이용해도 상관없다.

식전에 과일을 조금 먹는다

아무래도 과식할 것 같으면 식사 직전에 과일을 조금 먹는다. 귤 한 개나 사과 반 개 정도가 적당하다. 과당이 함유된 과일을 먹으면 공복감을 채울 수 있기 때문에 과식하지 않게 된다.

밤에 입이 심심할 때

식욕은 뇌의 식욕중추가 컨트롤하는데 1일 2식을 몇 개월간 실행하면 여기에 익숙해져 저녁식사 후부터 취침까지 아무것도 먹지 않아도 공복을 느끼지 않게 된다. 물론 뭔가를 먹고 싶다는 욕망은 쉽게 사라지지 않는다. 때론 배가 고프지 않아도 기존의 습관 때문에 입이 심심하게 느껴지기도 한다. 입이 심심해서 견디기 어려울 때는 두유에 벌꿀을 넣어 마시는 것도 좋다. 뭔가를 씹고 싶다면 식빵 한 장에 벌꿀을 발라서 먹는다. 단, 이것은 처음 시작하는 단계에서만 허용된다.

위를 80%만 채우겠다는 마음자세

음식에 대한 욕망을 억제하는 것은 매우 힘든 일이다. 고다 박사 역시 경험을 통해 이것을 잘 알고 있다.

"나도 마음속으로 수십 번 맹세를 했습니다. 그러나 결심만으로는 식욕을

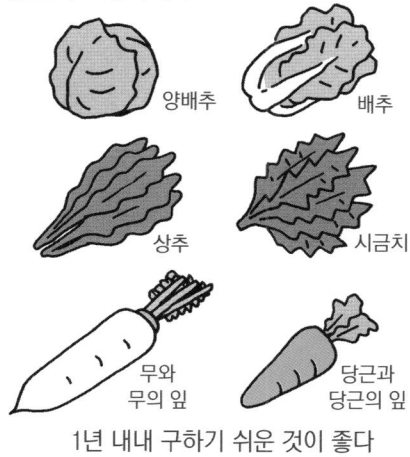

>> 야채주스 만드는 법 <<
5종류 이상의 잎채소, 뿌리채소를 사용하는 것이 이상적이다

- 양배추
- 배추
- 상추
- 시금치
- 무와 무의 잎
- 당근과 당근의 잎

1년 내내 구하기 쉬운 것이 좋다

+

제철야채

+

사과
(맛이 좋아진다)

=

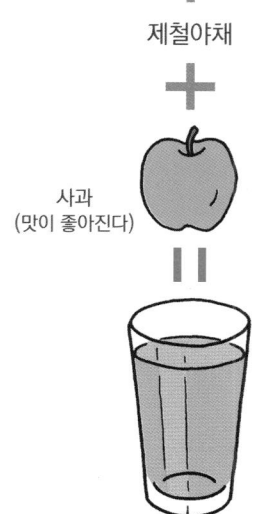

이길 수 없습니다. 이것은 내가 실패를 거듭한 끝에 얻은 진리입니다."

어떻게 해야 식욕을 억제할 수 있을까? 무엇보다 음식에 대해 감사하는 마음을 갖는 것이 중요하다. '음식의 생명을 받아 감사하다'는 마음자세를 지녀야 하는 것이다. 고다 박사는 또 다른 방법도 권하고 있다.

"식욕은 결심을 다지는 것만으로는 억제되지 않습니다. 잠재의식을 바꿔야 합니다. 그것을 조절하는 것이 바로 글로뮤입니다. 온·냉욕을 하면 글로뮤, 즉 혈액순환이 정상으로 돌아와 잠재의식도 조절할 수 있고 사고방식이나 운명도 바꿀 수 있습니다."

또한 잘 씹어 먹으면 적은 양으로 포만감을 얻을 수 있다. 고다 박사는 잘 씹는 것도 과식을 방지하는 데 매우 중요하다고 말한다.

변비 기미가 있는 사람

1일 2식의 소식요법을 시작하면 처음에는 이전보다 변비 기미가 심해지는 사람이 있다. 특히 위가 약한 사람에게 그런 경향이 잘 나타나는데 고다 박사는 소식요법을 계속하면 위장 기능이 개선되어 배변이 잘된다고 말한다.

"만약 변비 기미가 있으면 아침에 일어나 생수를 3컵(540㎖) 마시는 것이 좋습니다. 그래도 배변이 되지 않으면 완하제인 마그밀(수산화마그네슘, 완하제) 20㎖를 540㎖의 물과 함께 마십니다. 그러면 대개는 배변이 촉진됩니다."

〉〉 마음이 약해질 때는…… 〈〈

- 밤에 입이 심심하면
    - ➡ 두유에 벌꿀
    - ➡ 식빵 한 장에 벌꿀

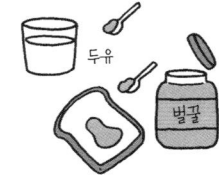

- 80%를 채우는 것에서 그칠 수 없다면?
    - ➡ 음식에 대해 감사하는 마음을 갖는다

- 변비 기미가 있을 경우
    - ➡ 생수를 3컵 마신다

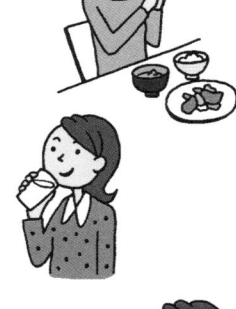

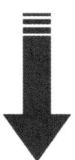

소식하면 소화 흡수율도 향상되고 이전보다 적은 양의 식사로 활동할 수 있다!

이런 사람에게는 1일 2식이 맞지 않다

1일 2식의 소식요법은 대부분의 사람이 문제없이 실행할 수 있다. 하지만 암이나 심근경색, 뇌경색, 만성신염, 신부전증 등으로 위중한 상태일 경우에는 전문가의 지도 아래 실행해야 한다. 고다 박사는 그 이유를 이렇게 설명한다.

"이러한 질병에도 1일 2식의 소식요법이 효과가 있지만 전문적인 지도 없이 혼자서 하는 것은 피해야 합니다. 그밖에 한 끼만 먹지 않아도 위가 좋지 않거나 무기력해지는 경우, 혹은 체중이 눈에 띄게 줄어들 경우에는 중지해야 합니다. 위하수(위가 배꼽 아래, 심지어 골반까지 처지는 병증)인 사람은 종종 이런 증상이 나타나므로 적절한 지도자의 엄격한 지도 아래 단계를 밟아 실행해야 합니다. 또한 부정맥과 동계(P.70 참고)가 나타나는 경우에도 중지하십시오."

건강해질수록 소식을 하게 된다

혹시 1일 2식의 소식요법을 실행해 숙변이 배설되면 위의 상태가 좋아지므로 식욕이 더욱 증가하지는 않을까? 이러한 의문에 대해 고다 박사는 다음과 같이 대답한다.

"위가 건강해지면 무엇을 먹어도 맛있게 먹고 한 번에 두 끼 분량의 음식도 먹을 수 있습니다. 하지만 이렇게 먹으면 영양 과잉이 되어 살이 찌기 때문에 결국 수많은 질병을 일으키는 원인이 됩니다. 사실 위가 건강해지면 소화흡수율이 향상돼 이전보다 적은 양의 식사로도 충분히 활동할 수 있는 체력으로 거듭나게 됩니다. 건강해질수록 더욱 소식하게 되는 이유가 여기에 있습니다."

건강메모

완전한 생채식은 매우 엄격한 식사요법이기 때문에 지속하는 것이 쉽지 않다. 그러나 그것을 계속 실행한 결과 대상포진 후 신경통의 통증이 낫고 난치병인 백반증이 개선된 사례가 있다.

1일 2식_
'초급편·중급편'의 메뉴
아픈 증상이 사라진다

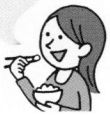

'초급편' 메뉴

아침식사
- 아침식사를 하지 않는다.
- 생수와 감잎차를 최소 500㎖ 이상 마신다.
- 야채주스를 180㎖ 정도 마신다.

점심식사
- 식사량을 기존의 80% 정도로 한다.

저녁식사
- 과식하지 않도록 가급적 위를 80%만 채운다.

※ 간식과 야식을 주의한다.
※ 생수와 감잎차를 1일 합계 1.5~2ℓ 마신다. 단, 식사중과 식후 3시간 이내에는 마시지 않는다.
※ 알코올은 1일 맥주의 경우 1병, 위스키는 1잔(60㎖)으로 제한한다.

〉〉 초급편 메뉴 〈〈

아침식사

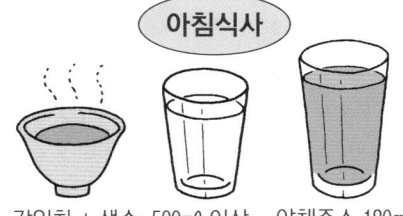

감잎차 + 생수　500㎖ 이상　야채주스 180㎖

점심식사

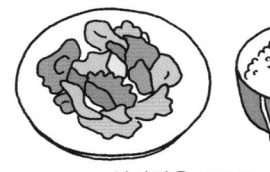

식사량을 80%로

저녁식사

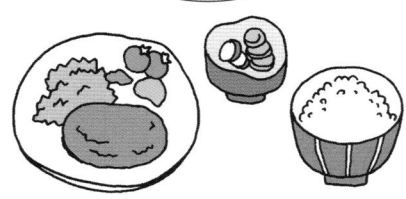

위의 80%만 채운다

'중급편' 메뉴

초급편을 실행하여 1일 2식에 익숙해지면 다음 단계로 나아간다. 이 단계에서는 식사 내용을 바꿔 질 좋은 식품을 섭취하게 된다. 계란, 고기, 지방질은 최대한 삼가고 밥을 현미와 배아미로 바꾸며 야채, 콩제품, 해조류, 멸치 등을 적극 섭취한다. 중급편을 지속적으로 실행하는 것만으로도 면역력이 증진되고 건강해질 수 있다.

● 중급편 메뉴 ①

아침식사
- 아침식사를 하지 않는다.
- 생수와 감잎차를 최소한 500㎖ 이상 마신다.

점심식사
- 식사량을 기존(1일 3식)의 80%로 한다. 주식은 가능하면 현미로 한다.
- 반찬은 야채, 콩제품, 뿌리채소, 해조류, 작은 생선을 중심으로 한다.

〉〉 중급편 메뉴 ① 〈〈

아침식사

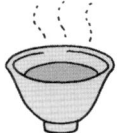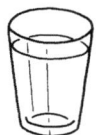

감잎차 + 생수 500㎖ 이상

점심·저녁식사

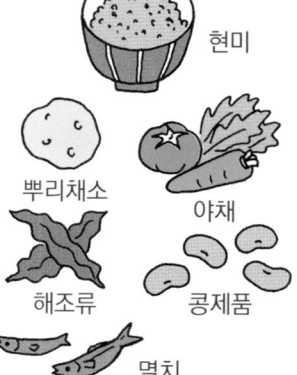

등을 중심으로 한 반찬

양은 기존의 80%로

● 중급편 메뉴 ②(그림 참조)
중급편 메뉴 ①, ②에서는 다음 주의사항을 지켜야 한다.
※간식, 야식은 하지 않는다.

※생수와 감잎차를 하루에 1.5~2ℓ 마신다. 단, 식사중과 식후 3시간 이내에는 마시지 않는다.
※알코올은 초급편 메뉴와 동일하다.

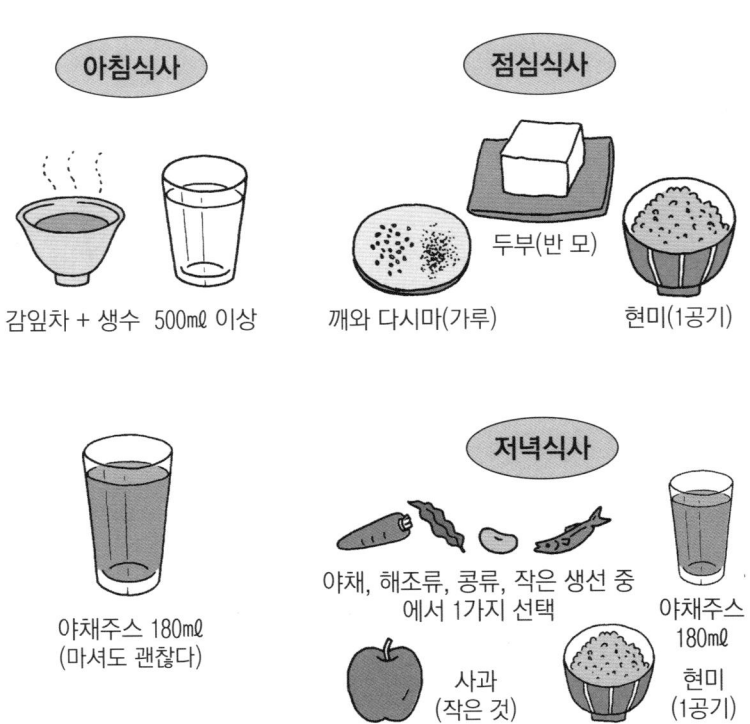

>> 중급편 메뉴 ② <<

아침식사
감잎차 + 생수 500㎖ 이상
야채주스 180㎖
(마셔도 괜찮다)

점심식사
두부(반 모)
깨와 다시마(가루)
현미(1공기)

저녁식사
야채, 해조류, 콩류, 작은 생선 중에서 1가지 선택
사과 (작은 것)
야채주스 180㎖
현미 (1공기)

※1일 섭취 칼로리의 목표는 가능하면 1,700~1,800kcal로 한다.

● 신진대사증후군이 있는 사람의 메뉴
신진대사증후군이 있거나 그럴 가능성이 있는 사람은 위를 70%만 채우는 데 주의하고 하루에 1,700kcal 섭취로 만족해야 한다.

아침식사
- 아침에 일어나서 마그밀(수산화마그네슘, 완하제) 20㎖를 180㎖의 물과 함께 마신다.
- 야채주스 180㎖를 마신다.
- 과일(사과 반 개 정도)
- 벌꿀 30g

점심식사와 저녁식사(동일)
- 주식은 현미
- 반찬은 두부, 검은콩, 멸치, 굴, 깨, 해조류, 가막조개, 모시조개 중에서 두 가지 선택

※ 저녁식사는 점심식사와 동일하며 식사 1시간 전에 당근주스를 180㎖ 마신다.
※ 생수와 감잎차를 하루에 1.5~2ℓ 마신다.
※ 야식을 금한다.

1일 2식 소식요법에 빠질 수 없는 식품

우리 몸을 건강하게 하는 식품

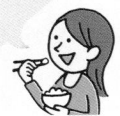

다음은 1일 2식 소식요법에서 특히 중요시하는 식품이다.

현미

영양소가 가장 풍부한 쌀겨와 배아 부분을 버리고 흰쌀밥을 먹는 것은 매우 안타까운 일이다. 그럼에도 우리는 현미보다 흰쌀밥이 맛있다는 이유만으로 일부러 식품의 질을 떨어뜨린 상태에서 먹고 있다. 현미는 맛이 없고 부드럽지 않다고 말하는 사람도 있지만 사실 압력밥솥을 사용하면 맛있는 밥을 지을 수 있다. 최근에는 버튼 하나

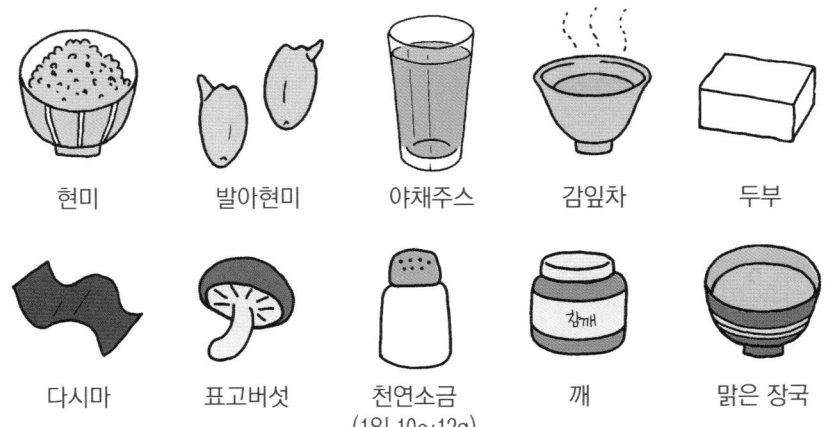

>> 1일 2식에 좋은 식품 <<

현미 · 발아현미 · 야채주스 · 감잎차 · 두부

다시마 · 표고버섯 · 천연소금(1일 10~12g) · 깨 · 맑은 장국

만 누르면 현미밥을 맛있게 지을 수 있는 전기밥솥도 나와 있다. 고다 박사는 "현미밥을 먹으면 식사량이 줄어도 포만감을 느낄 수 있는데 그 이유는 현미가 천천히 소화되기 때문"이라고 말한다.

발아현미

쌀겨를 발아시킨 발아현미는 식품의 질적인 면에서 볼 때 현미보다 우수하다. 발아현미의 장점은 무엇보다 발아를 통해 γ-아미노낙산을 백미의 6배 정도로 증가시켰다는 데 있다.

"이 성분은 뇌의 혈류를 증가시키기 때문에 발아현미를 매일 섭취하면 뇌 기능이 향상됩니다. 대개는 시판되는 발아현미를 구입해서 먹지만 가정에서 발아시키는 것도 어렵지 않습니다. 그냥 물에 담가두면 3일 정도 지난 후에 발아현미가 됩니다."

발아현미는 현미보다 맛있지만 가격이 좀 비싸다는 단점이 있다.

발아현미를 생으로 먹는다

현미와 발아현미의 효과를 최고로 살리는 방법은 익히지 않고 생으로 먹는 것이다. 현미로 밥을 지으면 지방과 단백질이 변성되거나 효소가 파괴되고 전분이 α-전분으로 바뀐다. 하지만 생으로 섭취하면 소화효소가 활동하지 않아 β-전분이 그대로 대장으로 간다. 그러면 대장에서는 장내세균이 이를 분해하고 발효시킨다. 다시 말해 이 영양소는 포도당이 아니라 단쇄지방산(여러 가지 지방산 중에서 이중결합이 한 개 있는 지방산)이 되어 흡수된 다음 에너지로 사용된다.

이때 대장에서는 초산, 낙산, 프로피온산 등이 많이 나오는데 이를 통해 장벽이 자극을 받아 변통이 촉진된다. 특히 낙산은 대장벽에 생긴 암세포를 정상세포로 돌아가게 한다. 따라서 현미를 생으로 먹으면 대장암 예방에 도움이 된다. 또 다른 효과로 현미를 생으로 먹으면 피부미용에 좋다.

건강메모

간혹 '배불리 먹어도 체내에 영양이 흡수되지 않기 때문에 살이 찌지 않는다'고 광고하는 다이어트법을 볼 수 있는데, 고다 박사는 "흡수되지 않은 음식물 찌꺼기는 모두 숙변이 되어 부패하고 이때 맹독이 발생해 체내로 흡수된다"며 주의를 당부한다.

"현미를 매일 생으로 먹으면 일주일도 지나지 않아 피부에 윤기가 돕니다. 현미를 밥으로 먹을 때와 확연한 차이를 느낄 수 있지요. 단, 현미와 발아현미를 생으로 먹으려면 치아가 튼튼해야 합니다. 또한 꼭꼭 씹어서 먹어야 하므로 먹는 데 시간이 걸립니다. 분쇄기로 갈아서 먹으면 먹기는 쉽지만 모두 분말로 만들 경우 변통이 나빠지는 단점이 있습니다."

〉〉 맑은 장국 만드는 법 〈〈

- 준비물(1회 분량)
  물 540㎖, 다시마 10g, 말린 표고버섯 10g, 흑설탕 30g, 간장 10㎖

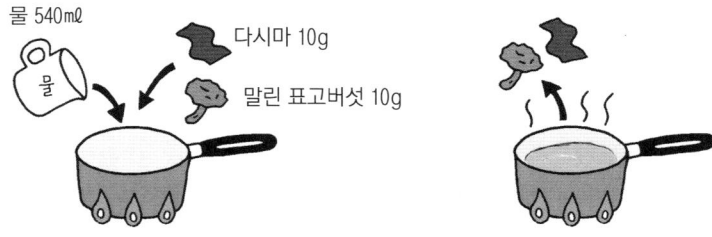

① 냄비에 물, 다시마, 말린 표고버섯을 넣고 끓인다

② 국물이 충분히 우러나오면 다시마와 표고버섯을 건진다

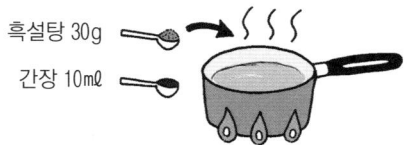

③ 간장과 흑설탕을 넣으면 완성된다

야채주스

잎채소, 뿌리채소를 포함해 5종류 이상의 야채를 분쇄기에 갈아서 만든다. 야채는 가능한 농약과 화학비료를 사용하지 않은 것이 좋지만 현실적으로 그런 야채를 구하기가 매우 어려우므로 야채를 먹을 때는 흐르는 물에 잘 씻어야 한다.

우리가 즐겨 먹는 야채는 보통 양배추, 배추, 파슬리, 시금치, 당근, 무와 그 잎 등으로 이런 야채는 1년 내내 구할 수 있다. 여기에 제철야채를 곁들이면 더욱 좋다. 양배추와 배추 등의 잎채소는 가급적 같은 양으로 하는 것이 이상적이며 맛을 좋게 하기 위해 사과를 넣는 것도 좋은 아이디어다.

감잎차

비타민 C의 하루 필요량은 100mg이다. 임산부의 경우에는 1일 1~2g(1,000~2,000mg)이 필요하다. 감잎차는 100g 중에 600~800mg의 비타민 C가 함유되어 있다.

기타

- 두부 – 식물성 단백질을 함유한 최고의 식품
- 다시마 – 암 예방에 도움을 주는 해조류는 영양 가치가 매우 높은 식품
- 표고버섯 – 암 예방 효과와 혈압 강하 작용 등이 있는 건강식
- 천연소금 – 하루에 10~12g을 섭취한다. 점심식사와 저녁식사 때 현미밥 위에 뿌려 먹으면 좋다
- 깨 – 냉동 깨를 이용하면 편리하다. 식사할 때 10g 정도(1스푼)를 두부에 뿌려 먹는다.
- 맑은 장국 – 다시마와 표고버섯을 효과적으로 섭취할 수 있는 방법이다. 1일 단식을 할 때 배가 고파서 기운이 없을 경우에 마시면 좋다. 또한, 점심식사와 저녁식사를 할 때 540㎖씩 마시면 공복감이 해소된다.

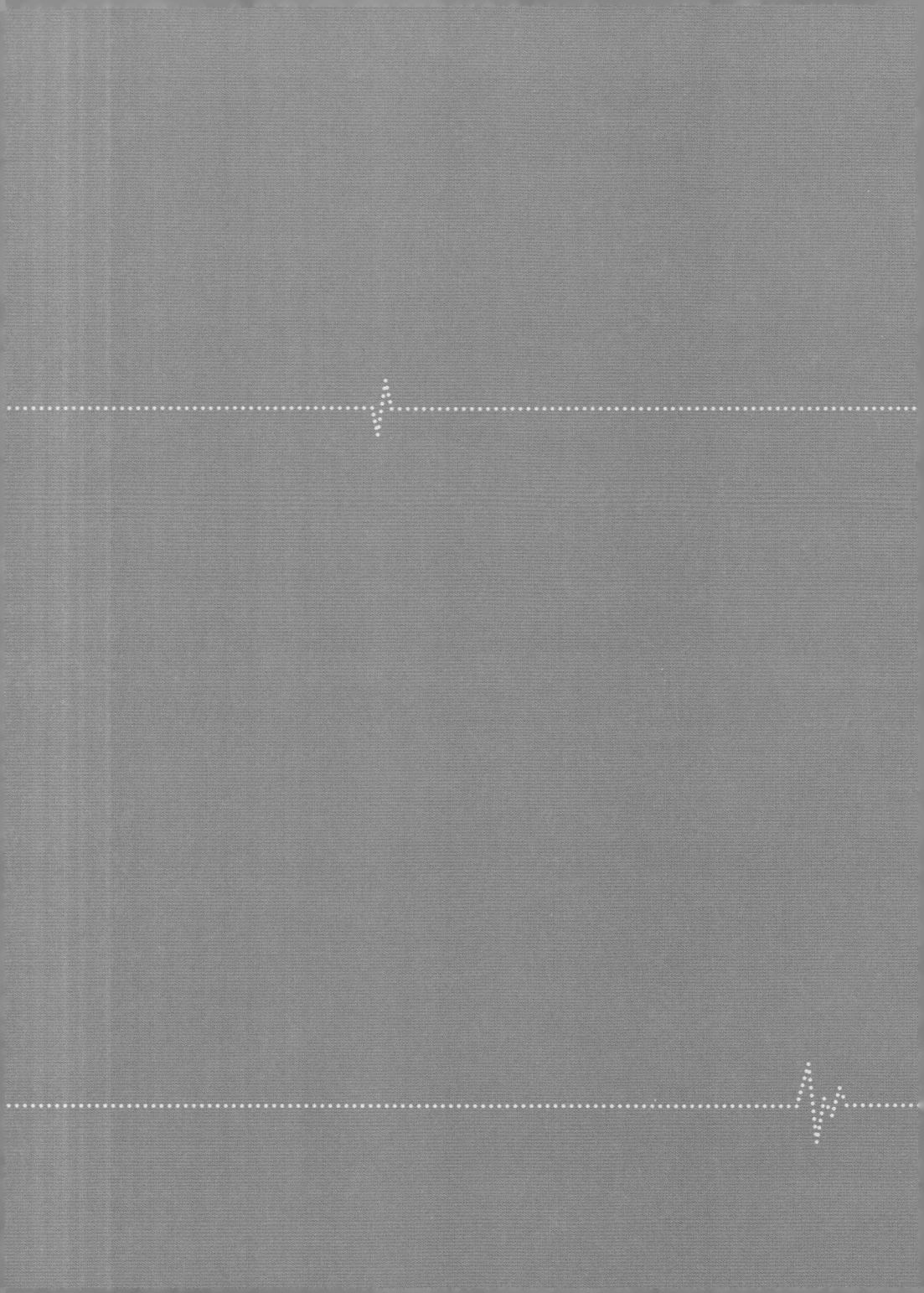

chapter **7** 내장기관의 무서운 병에서부터 알레르기까지

아픈 증상 개선하기

고다 건강법은 지금까지 수많은 질병과 아픈 증상의 치료에 효과를 거둬왔다. 지금부터는 현대인에게 많이 나타나는 질병을 선별하여 그 예방과 개선법, 식사 메뉴, 지나치기 쉬운 주의점 등을 소개한다.

내장기관의 무서운 병을 소식으로 극복한다

잘 낫지 않는 증상에는 이 방법을 활용한다

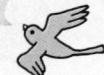

3대 사망 원인은 소식으로 예방할 수밖에 없다

3대 사망 원인인 암, 심혈관질환(심근경색 등), 뇌혈관질환(뇌졸중)을 예방하려면 어떻게 해야 할까? 고다 박사는 이렇게 권한다.

"건강하게 늙으려면 몸이 자연치유력을 발휘할 수 있도록 올바른 식생활, 즉 소식을 해야 합니다."

암을 예방하는 데는 면역력을 높이는 소식이 최고다

고다 박사는 암은 나쁜 생활습관이 20년, 30년 지속된 결과로 발생한다고 지적한다.

"우리의 생활습관 중에서 가장 비중이 높은 것은 식사입니다. 그렇기 때문에 먹는 것에 특히 유의할 필요가 있습니다. 암은 과식으로 인한 질병입니다.

매일 과식하는 생활을 오랫동안 지속하면 결국 어떤 증상이 나타납니다. 암이나 중병에 걸리는 것입니다. 폴립 역시 과식으로 생기게 됩니다. 폴립은 혹 같은 것으로 단식을 하면 대장의 폴립까지 사라집니다. 반면 계속해서 과식을 하면 본래 암이 아니던 양성 폴립마저도 암이 되어 버립니다."

그는 암 검진에 대해 이런 견해를 밝힌다.

"암 검진은 스스로의 판단에 따라 받을 수 있지만 그 결과를 과신하는 것은 금물입니다. 결과에 의지하기보다 자기 자신의 직감을 믿는 것이 더 중요합니다. 그 직감을 갈고 닦기 위해서라도 평소에 소식을 해야 합니다. 어떤 음식도 과식하면 안 됩니다. 그리고 가급적 자연 그대로 먹는 것이 가장 좋습니다."

>> 생채식 A와 B의 메뉴 <<

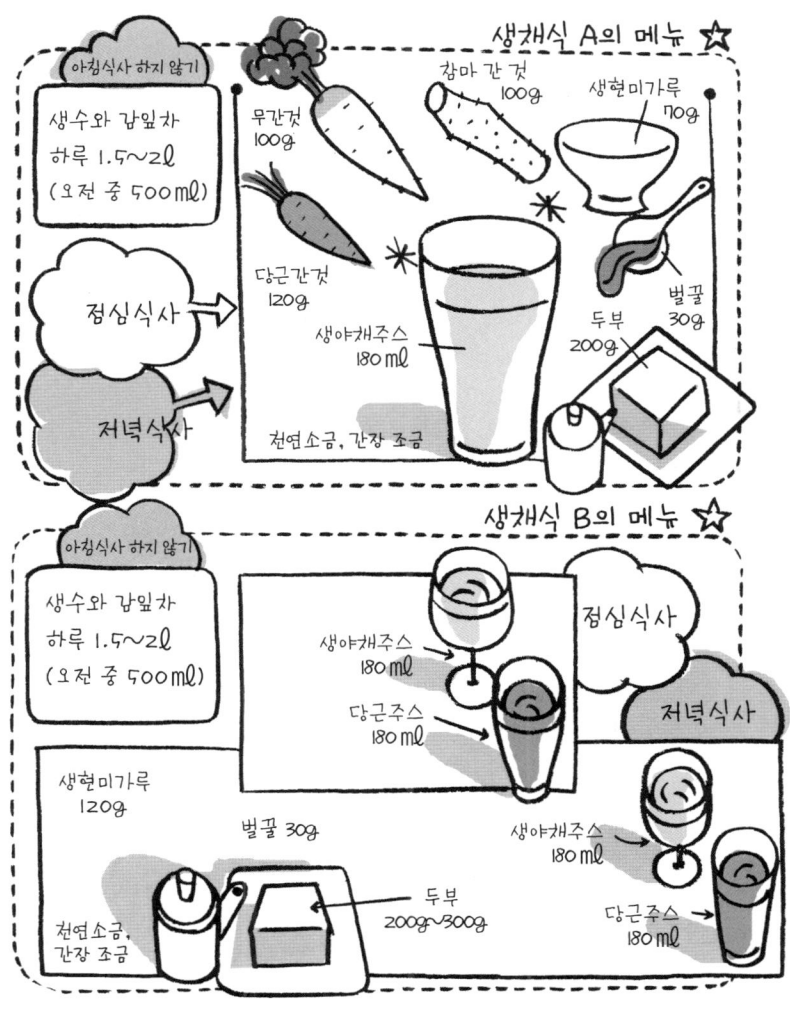

※생채식 A에서는 점심식사와 저녁식사가 동일하다

50대에 당뇨병, 고혈압이 있어도 다시 건강해질 수 있다

믿기 어렵겠지만 이미 50대초에 당뇨병과 고혈압이 있고 동맥경화도 상당히 진행된 사람이 적지 않다. 이들은 의사로부터 "이대로 가다가는 60세가 되기도 전에 뇌경색과 심근경색이 발병할 수도 있습니다"라는 말을 들으면 불안감 때문에 담배를 끊거나 운동에 좀 더 신경을 쓴다.

50대부터 건강한 몸으로 되돌아가 장수하는 일이 가능할까? 고다 박사의 말을 들어보자.

>> 고혈압 환자를 위한 소식 메뉴 <<

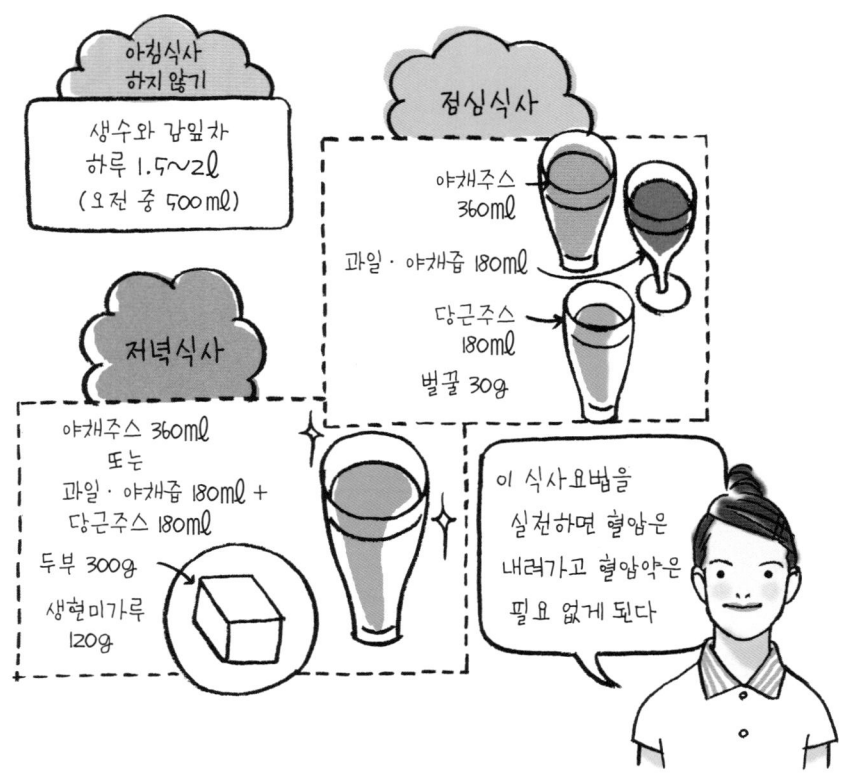

"아직 포기하기엔 이릅니다. 50대는 물론 60세부터라도 노력하기에 따라 충분히 젊어질 수 있고 또한 건강하게 장수할 수 있습니다. 그러나 당뇨병, 고혈압이 있으면 살이 찌기 쉽습니다. 가능하면 내가 권하는 생채식 A나 B를 2~3년 실행하는 것이 좋습니다. 그러면 고혈압, 당뇨병이 정상으로 돌아가 동맥경화 진행도 억제되고 건강에 대해 자신감이 생깁니다. 갑자기 생채식을 하는 데 무리가 따른다면 1일 2식의 소식으로 단계를 밟아가는 것도 상관없습니다."

고혈압

고혈압은 뇌졸중의 원인이기도 하지만 그 상태가 오랫동안 지속되면 동맥경화가 진행된다. 고다 박사는 고혈압의 경우 약에 의존하지 않아도 식사요법으로 개선할 수 있다고 설명한다.

"기본은 소식을 하는 것입니다. 예를 들면 하루에 1,200kcal만 섭취하십시오. 우리 병원의 고혈압 환자는 소식 메뉴(P.144 참조)로 식사를 합니다."

뇌졸중·심근경색

최근 뇌경색 예방에 인기 있는 제품은 혈전을 용해하는 성분을 배합한 건강식품이다. 뇌졸중과 심장병을 예방하는 데는 혈액을 깨끗하게 해주고 혈전을 용해하는 건강기능식품이 인기가 있다. 그렇다면 이런 제품을 복용하는 것이 정말로 최선의 대책일까? 뇌졸중(뇌경색, 뇌출혈)과 심장병 재발과 악화를 확실하게 예방하려면 어떻게 해야 할까?

"혈전을 용해하는 건강식품 등을 이용하는 것도 좋지만 먼저 소식을 실행하는 것이 더 중요합니다. 내 진료 경험을 통해 장담하건대 뇌졸중과 심장병처럼 혈관장애로 인해 발생하는 질병에 숙변이 관계하는 경우가 많습니다. 숙변을 확실하게 제거하려면 단식요법이 좋지만 본단식은 혼자서 할 수 없습니다. 1일 단식을 몇 번 하고 그 다음에 생채식의 소식을 실행할 것을 권합니다."

당뇨병

간혹 병원에 가서 식사요법, 운동요법을 권유받고 그것을 제대로 실행하지 않았는데도 혈당치가 내려갔다고 말하는 사람이 있다. 문제는 혈당치가 내려갔음에도 이들이 컨디션이 좋지 않다고 호소한다는 데 있다. 혹은 혈당치가 표준치를 유지하고 있는데도 컨디션이 나쁘다고 말하기도 한다.

대체 어디에 문제가 있는 것일까?

"현대의학의 식사요법 역시 칼로리 과다섭취에 주의하고 있지만 그래도 그 양이 너무 많습니다. 더 줄여야 하는데 현대의학에서는 그것이 불가능합니다. 또한 현대의학은 당질, 지질, 단백질 등의 영양 과다에 민감하게 반응하면서 그 비율을 따지긴 해도 실제로 무엇을 먹어야 하는지에는 그다지 주의를 기울이지 않습니다. 이것이 문제입니다. 칼로리의 숫자 조합만으로는 당뇨병이 낫지 않습니다."

그러면 어떻게 하는 것이 좋을까?

"당뇨병을 고치려면 글로뮤를 재생시켜야 합니다. 이를 위해서는 식사요법을 실행하는 것이 좋은데 하루 1,400~1,900kcal는 너무 많습니다. 아무리 많아도 1,200kcal를 넘지 않아야 합니다. 또 다른 문제로 현대의학은 식사 내용에서 3대 영양소만 강조할 뿐 생야채를 고려

건강메모
큐슈대학의 역학조사 결과, 당뇨병을 앓거나 경계형당뇨 상태인 사람은 그렇지 않은 사람보다 알츠하이머병, 암에 의한 사망률, 허혈성 심장질환, 뇌졸중 등의 위험부담이 훨씬 높은 것으로 밝혀졌다.

하지 않습니다. 그러나 생야채를 섭취하는 것은 아주 중요한 일입니다. 권장하는 단백질 섭취량이 하루 60g이라는 것도 너무 많습니다."

통풍(고요산혈증)

현대의학에서는 한 번 통풍 발작을 일으켰거나 요산치가 8.0 이상으로 높은 사람에게 요산치를 떨어뜨리는 약을 지속적으로 복용하라고 권한다. 그러나 약으로 요산치가 정상치 혹은 정상치에 가까운 수치로 떨어질지라도 평생 약을 복용해야 한다는 것은 문제가 있다.

요산치가 높은 상태(고요산혈증)가 지속되면 통풍 발작이 일어나는데 이는 고지혈증과 고혈압, 당뇨병과도 관련된다는 지적이 있다. 따라서 이를 방지하기 위해서라도 요산치를 정상으로 떨어뜨려야 한다. 그렇다면 요산치를 떨어뜨리는 약을 평생 복용해야만 할까? 약을 평생 복용해야 한다는 것에 불안감을 느끼는 사람들을 위해 고다 박사는 이렇게

조언한다.

"요산치를 떨어뜨리기 위해 현대의학에서 권하는 약을 복용할 필요는 없습니다. 약을 권하는 이유는 식생활 개선으로 치료하는 방법을 모르기 때문입니다. 고기와 가공식품을 전혀 먹지 않고 현미 + 채식으로 소식을 하면 요산치는 쉽게 내려갑니다."

바이러스성 간염

바이러스성 간염에는 주로 A형, B형, C형이 있다. 3종류 중에서 A형은 만성화하지 않지만 B형과 C형은 만성화하는 경우가 있다. 만성화가 무서운 이유는 일단 만성화하면 간경변으로 진행되어 간암이 될 우려가 있기 때문이다. 현재 사회적으로 문제가 되고 있는 것은 대개 C형 간염이다. 간암에 의한 사망자 수는 해마다 증가하고 있는데 그 주된 원인은 C형 간염이다.

간염 치료를 위해 현대의학이 주로 사용하는 것은 인터페론이다. 최근에는 페그인터페론과 항바이러스 약인 리바비린을 병용하는 요법으로 보다 효과를 높이고 있다. 이를 통해 이전에는 치료가 어려웠던 1b · 고(高)바이러스량도 절반 정도의 사람이 완전히 제거할 수 있다고 한다.

>> 통풍을 위한 소식 메뉴 <<

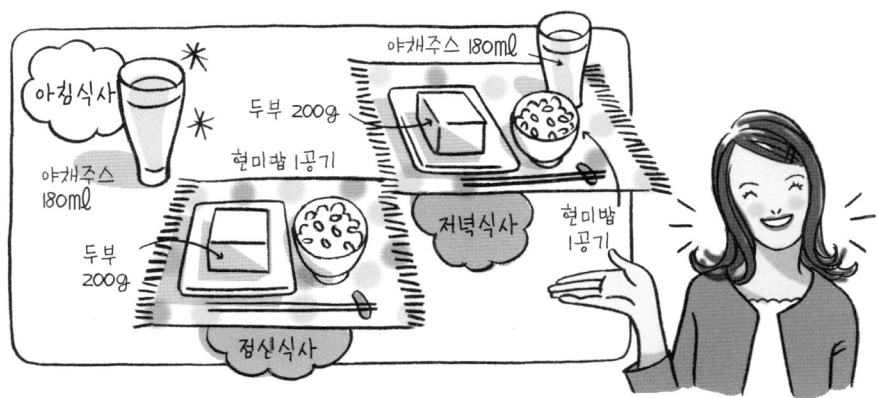

※ 이 메뉴를 생채식 A나 B의 메뉴로 활용해도 좋다

그런데 그 중에는 인터페론으로 전혀 효과를 보지 못하는 사람도 있다. 이 경우 현대의학에는 다른 효과적인 치료법이 존재하지 않는다. 인터페론에 대해 고다 박사는 다음과 같은 견해를 밝힌다.

"인터페론 치료에 실패하면 오히려 바이러스가 증가할 위험이 있습니다. 또한 인터페론에 대해 항체가 생기는 것도 큰 문제입니다."

그는 1일 2식의 소식요법을 실행하면 그런 위험부담 없이 치료가 가능하다고 말한다. 이 경우 생채식을 하는데 생야채를 중심으로 식사를 하고 익힌 음식은 전혀 먹지 않는다.

"이 소식요법을 계속 실천하면 피폐해진 간을 쉬게 할 수 있습니다. 덕분에 잃어버린 면역력, 즉 간염 바이러스를 체외로 배출하는 능력이 훨씬 강해집니다."

간에는 본래 쿠퍼세포라고 해서 바이러스를 공격하는 세포가 있다. 따라서 몸이 스스로 자연치유력을 발휘하도록 해주는 것이 가장 이상적이다. 생야채에는 비타민C, 비타민E, 베타카로틴 등 면역력을 높여주는 비타민이 풍부하게 들어 있다.

"1일 2식을 하되 생채식으로 소식을 실천하면 면역력이 높아진 쿠퍼세포가 간세포 속의 바이러스를 공격합니다. 이 경우 간을 점령하고 있던 바이러스가 파괴되면서 쫓겨나게 됩니다."

이때 파괴된 세포에서 특유의 물질이 흘러나와 혈액 속으로 들어가게 되는데 이것이 GOT, GPT라는 간 기능 수치로 나타난다고 한다.

"그렇기 때문에 생채식의 1일 2식을 하면 처음에는 간 기능 수치가 상승하지만 이후에는 점점 떨어집니다. 다시 말해 생채식 소식을 지속하면 간 기능 수치가 안정을 찾게 됩니다. 만성간염도 몇 개월에서 몇 년의 시간이 흐르면 확실히 개선됩니다."

심지어 간경변으로 진행된 경우에도 놀랄 정도로 효과가 있다고 한다. 중요한 것은 본단식을 할 경우 적절한 지도자의 지도 아래 실행해야 한다는 점이다.

"혼자서 실행하는 경우에는 1일 2식의 생채식 소식요법과 1일 단식을 함께 활용하는 것이 좋습니다."

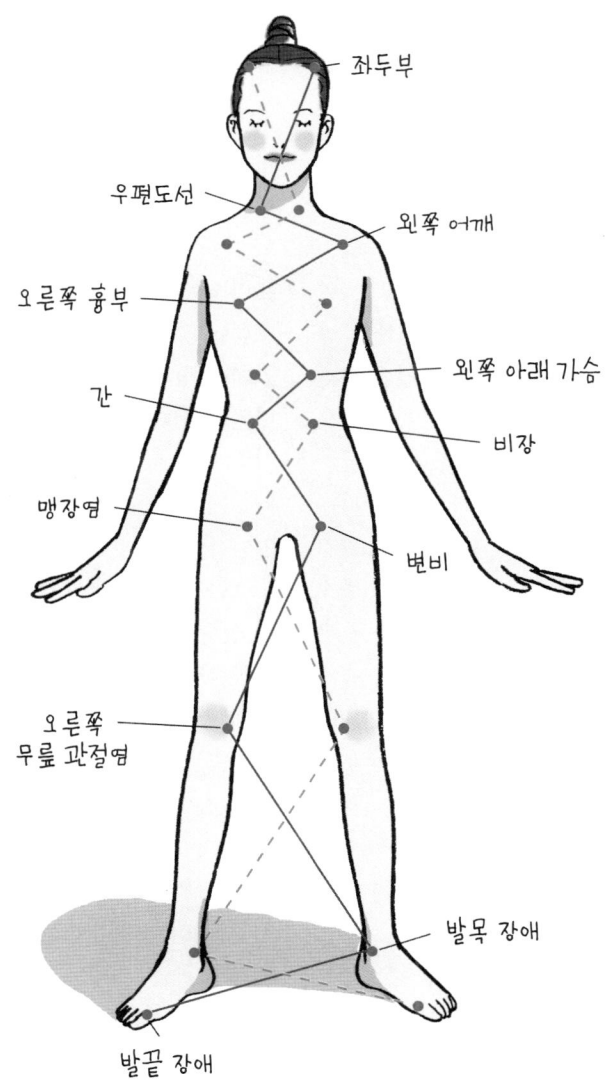

만성신염

만성신염의 경우 1일 2식의 소식요법을 실행하면 확실하게 효과를 볼 수 있다고 한다. 실제로 고다 박사는 실험을 통해 이를 확인했다.

"아침식사를 하고 900㎖의 물을 마시면 약 720㎖의 소변이 나옵니다. 나머지 180㎖의 물이 체내에 남아 있는 셈입니다. 그런데 똑같은 사람이 아침식사를 하지 않고 900㎖의 물을 마셨더니 1,080㎖의 소변이 나왔습니다. 즉, 체내에 있던 180㎖의 물이 소변으로 배설된 것입니다."

신장 기능은 아침부터 정오까지는 활발하게 진행되지만 야간에는 그 기능이 떨어진다. 그렇다면 1일 2식의 소식요법에서 아침식사를 하지 않고 수분을 많이 섭취하는 것은 오전 중에 소변 배설을 촉진한다는 점에서 이치에 맞는다. 위가 비어 있으면 혈액이 위가 아니라 신장으로 보내져 배설 기능이 활발해지도록 하는 것이다. 또한 1일 2식의 소식요법은 신장 그 자체의 기능까지도 활발하게 만든다.

"현대의학에서는 만성신염이 진행되면 신장의 사구체 세포가 사멸하기 때문에 진행은 멈춰도 개선되는 일은 없다고 말합니다. 하지만 1일 2식의 소식요법을 실천하면 남아 있는 세포가 활발해지기 때문에 기적이라고 불릴 만한 회복력을 발휘합니다."

1일 2식의 생채식 소식요법을 실행할 경우 비약적인 효과를 볼 수 있다. 나아가 불량 단백질과 지방의 과다섭취도 방지한다. 반면 육식을 계속하면 세포의 신진대사로 만들어진 요소질소와 크레아틴 등의 노폐물이 증가한다. 당연히 신장은 이를 배설해야 할 부담을 떠안게 된다. 심지어 인공투석을 하는 사람이 소식요법으로 개선된 사례도 있는데, 이처럼 중증 질병이 있을 경우에는 전문가의 지도를 받아야 한다.

한편 고다 박사는 발에 장애가 있으면 신장 기능이 떨어진다고 지적한다.

"안타깝게도 발이 건강한 현대인은 거의 없습니다. 특히 하이힐 등 발꿈치가 높은 구두를 신는 여성은 100% 발에 문제가 있다고 보면 틀림없습니다. 무엇보다 신장 기능이 떨어져 잘 붓는 체질로 바뀝니다. 발에 장애가 발생하면 상체를 향해 지그재그로 연쇄적인 영향을 주기 때문에 골반, 흉추, 경추(목뼈)까지 삐뚤어집니다."

위궤양

H2브로커와 PPI 등 위산을 억제하는 항궤양 약이 개발되고 나서 위궤양과 십이지장궤양 등의 수술 비율이 대폭 줄어들었다. 그런데 약을 복용하면 통증에 즉효성이 있긴 해도 궤양이 잘 재발되기 때문에 만성인 경우 장기간 약을 복용해야 한다. 문제는 약을 복용해도 효과가 나타나지 않고 더구나 재발이 반복되는 사람도 있다는 사실이다. 이에 따라 지금은 항생물질을 사용해 위궤양과 십이지장궤양의 원인 세균인 헬리코박터피로리를 제거하는 치료가 일반화하고 있다.

>> 피로리균이 서식하지 못하는 위를 만든다 <<

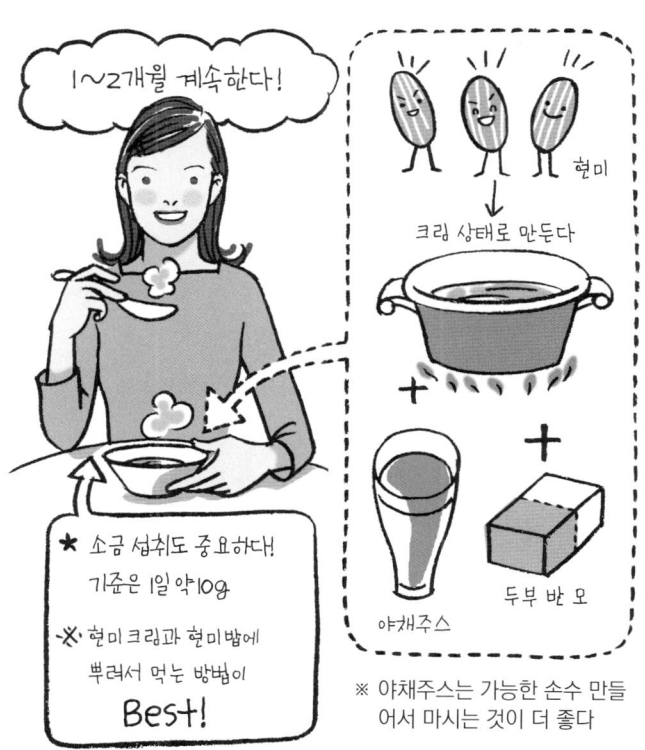

이러한 흐름에 대해 고다 박사는 다음과 같은 견해를 밝히고 있다.

"헬리코박터피로리를 제거하는 치료를 하면 확실히 피로리균은 사라지지만 반 년 정도 지나면 원상태로 되돌아가는 경우도 있습니다. 또한 항생물질을 자주 사용할 경우 항생물질에 내성이 생긴 균이 출현하는 문제도 있습니다. 항생물질을 사용해 균을 제거하는 것이 만능은 아니라는 얘기입니다."

그는 H2브로커와 PPI 등의 궤양 치료제에 대해 이러한 의견을 제시한다.

"항궤양 약은 위산 분비를 억제해 염증을 개선하려는 목적으로 사용합니다. 위산이 과잉 분비되면 증상이 악화되므로 위산이 나오지 않게 하여 염증을 낫게 하자는 발상 아래 만들어졌기 때문입니다."

언뜻 이치에 맞는 것 같지만 사실은 그렇지 않다.

"위산 분비를 억제하면 위 속은 알칼리성으로 기울어집니다. 실험을 위해 피로리균을 배양할 때는 pH 7.4의 약알칼리성 배양기를 이용합니다. 산성·알칼리성이 이 정도 환경일 때 피로리균이 가장 잘 배양되기 때문입니다. 위산이 분비되는 위 속은 본래 산성이지만 계속해서 무언가를 먹는 사람의 위는 알칼리성 배양액에 가까운 약산성이 됩니다. 늘 과식하는 사람의 위는 피로리균이 잘 번식하는 환경을 조성하고 있는 셈입니다. 이 경우 피로리균의 번식이 억제되어도 위가 알칼리성으로 기울어지기 때문에 그만큼 위암에 걸릴 위험이 높아집니다."

그렇다면 어떻게 해야 하는가?

"균을 제거하는 치료보다 단식과 소식을 실행해 피로리균이 서식하지 못하는 위를 만들면 됩니다. 단식을 하면 위의 pH는 1.5~1.7의 이상적인 산성도로 돌아갑니다. 즉, 피로리균이 서식하지 못하는 환경이 됩니다."

대장 폴립

최근에 증가하고 있는 대장암은 대부분 대장 폴립에서 비롯된다. 대장 폴립은 대부분 양성이지만 그 중에는 악성이 섞여 있으며 양성이 악성으로 바뀌는 일도 있다. 악성을 방치하면 덩어리가 되기 때문에 폴립이 발견되면 즉시 내시경 치료로 절제한다.

문제는 한 번 절제해도 폴립이 또 생긴다는 점이다. 이렇게 재발하는 이유는 폴립이 생기는 체질을 바꾸지 않

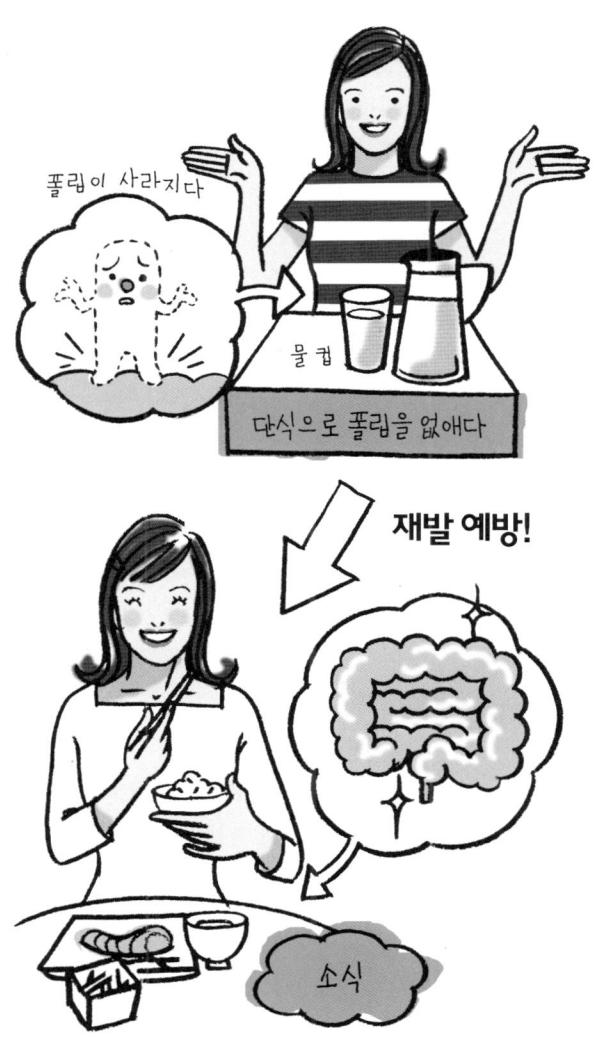

앉기 때문이다. 고다 박사는 이러한 대장 폴립도 단식을 하면 없어진다고 말한다.

"7~10일의 단식요법을 수차례 반복하면 대장 폴립은 말끔히 사라집니다. 우리 병원의 환자들 중에서도 단식으로 대장 폴립이 사라진 예가 매우 많습니다. 폴립은 혹 같은 것인데 혹 역시 단식으로 없어집니다."

그는 재발을 방지하는 것은 매우 간단한 일이라고 말한다.

"대장 폴립을 내시경 치료로 절제한 후 재발을 방지하는 것은 매우 간단합니다. 소식요법 중급편(P.133 참조)을 실행하면 예방할 수 있습니다."

궤양성대장염

궤양성대장염은 아직 그 원인이 명확히 밝혀지지 않은데다 치료법도 확립되지 않은 난치병이지만 고다 박사는 1일 2식의 소식요법으로 치료할 수 있다고 말한다.

"이 병에 걸리는 환자는 주로 대식가이거나 육식을 즐기거나 우유를 많이 마십니다. 이로 인해 위의 흡수력이 약해져 영양분을 잘 흡수할 수 없게 됩니다. 물론 이 경우에도 소식을 하면 튼튼한 위로 바꿀 수 있으므로 소식요법을 실행하는 것이 좋습니다."

그는 식사요법을 실행할 때는 다음과 같은 일에 주의해야 한다고 조언한다.

"궤양성대장염이 되면 곧바로 하혈이 있기 때문에 식사는 현미 크림을 중심으로 해야 합니다. 그러면 장의 염증이 사라지는 것은 물론 위의 흡수력이 좋아집니다. 또한 하혈로 인해 염분이 상실되므로 염분을 공급하는 것에 주의를 기울여야 합니다."

소식요법으로 궤양성대장염을 치료할 때는 마무리 단계에서 단식(본단식)이 필요하다고 한다. 실제로 고다 박사의 지도를 받고 이 난치병에서 벗어난 사람이 상당수 있으며 심지어 반 년 만에 극복한 사례도 있다.

아침식사를 하지 않으면 전신의 증상이 개선된다

알레르기, 요통에서 스트레스까지

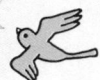

알레르기

현대병의 대표적인 주자가 바로 아토피성피부염과 화분증 등의 알레르기 질환이다. 현대의학에는 아직까지 이들 질환을 고칠 수 있는 치료법이 없지만 고다 박사는 장을 고치면 확실히 개선할 수 있다고 말한다.

알레르기는 장의 상처(염증과 짓무름)와 관련되어 있다. 고다 박사가 장을 먼저 고치라고 하는 이유가 바로 여기에 있다.

"현대병을 극복하려면 1일 2식의 소식요법을 실행해야 합니다. 화분증은 아토피성피부염보다 가벼운 증상이기 때문에 과식을 주의하는 것만으로도 개선됩니다. 아토피성피부염과 기관지천식의 경우 현미 + 채식의 1일 2식(P.132 참조)을 실행하면 개선됩니다."

교원병

류머티즘관절염, 전신성 에리테마토데스, 전신성 강피증, 피부근육염 등의 교원병은 현대의학에서 결정적인 치료법이 없는 난치병이다. 베체트병 역시 같은 종류의 질환이다. 고다 박사는 이러한 난치병도 숙변을 배출하는 것이 자연치유의 지름길이라고 말한다.

교원병은 자기면역질환으로 그 발생에는 장내세균 등이 관여하고 있다. 고다 박사는 숙변도 크게 관계한다고 말한다.

"류머티즘관절염과 교원병 환자들을 모아 단체로 단식을 실시한 적이 있는데 10일간 단식한 결과 극적으로 증상이 개선되었습니다. 혼자서 하는 요법으로는 생채식으로 1일 2식의 소식(생채식A나 B의 메뉴, P.143 참조)을 지속하면 증상이 확실히 호전됩니다."

골다공증

옛날 사람들은 우유를 마시지 않았지만 현대인보다 뼈가 튼튼했다. 그렇다면 우유가 뼈를 강하게 하는 데 별다른 도움이 되지 않는다는 얘기인가? 현미 + 채식의 1일 2식을 기본으로 다음과 같은 식사법을 제안하는 고다 박사의 얘기에 귀를 기울여보자.

"칼슘은 작은 생선이나 멸치 등에서 섭취할 수 있습니다. 이때 칼슘의 흡수를 높여주는 비타민 D를 함께 섭취하는 것이 좋습니다. 비타민 D는 버섯에 풍부하게 함유되어 있는데 식품에서 추출한 비타민 D를 체내에서 활성화하려면 일광욕이 필요합니다. 피부암이 걱정되어 일광욕을 피하는 사람이라면 대신 버섯을 일광욕시키는 것도 좋습니다. 그러면 버섯에 들어 있는 비타민이 활성형 비타민으로 변합니다."

미국의 한 연구 결과는 야채를 잘 먹는 사람은 골다공증에 걸리지 않는다고 밝히고 있다. 여기에 대해 고다 박사의 의견을 들어보자.

"양파를 섭취하면 카르시트닌이라는 물질이 증가하는데 그것이 칼슘에 붙어 체내의 칼슘이 증가한다는 동물실험 보고도 있습니다. 하지만 갑상선호르몬이 만들어내는 카르시트닌의 양도 그에 못지않습니다. 이러한 칼슘이 뼈에 침착하도록 하려면 운동을 해야 합니다. 특히 발을 위아래로 올렸다가 내리는 운동이 효과적입니다."

갱년기장애

갱년기장애를 앓게 되면 부정적인 생각에 빠져 애처롭게 괴로움을 호소하는 일이 늘어난다. 물론 여성마다 개인적인 차이가 있긴 하지만 많든 적든 증상이 나타나게 마련이다. 현대의학에서는 보통 호르몬 보충요법을 권하지만 일부에서는 호르몬 치료를 받을 경우 암의 위험부담이 높아진다고 경고한다. 보다 안전한 방법은 고다 박사가 권하는 1일 2식의 소식요법을 실행하는 것이다.

"1일 2식의 소식요법을 실행하면 갱년기장애를 깨끗이 고칠 수 있습니다. 올바른 식생활을 해도 예방할 수 있지요. 생각보다 간단하게 나을 수 있으므로 한번 시도해보길 바랍니다. 호르몬 치료처럼 암의 위험부담을 떠안을 필요도 없습니다."

여성질환

수많은 여성에게 나타나는 월경전증후군은 월경 3~10일 전부터 정신적, 신체적 변화를 겪는 것을 말하는데 월경이 시작되면 곧바로 사라진다. 그 대표적인 증상으로는 하복부 통증, 요통, 부기, 유방 팽창, 변비, 설사, 구토, 정신적 변화(불안, 초조, 분노, 우울 등)가 있다. 이처럼 정신적 영향도 받기 때문에 심리치료과나 정신과에서 우울증으로 진단받는 경우도 있다.

이와 관련해 고다 박사는 다음과 같은 견해를 보인다.

"월경전증후군은 일종의 자율신경실조증입니다. 호르몬 균형이 무너지면서 자율신경의 균형도 붕괴되는 것이지요. 이것을 치료하는 지름길은 단식을 해서 숙변을 제거하는 것입니다. 생각해보세요. 개나 고양이, 원숭이에게 월경전증후군이나 입덧이 있을까요? 이들 동물에게는 숙변이 정체되는 일이 없고 따라서 월경전증후군도, 입덧도 없습니다. 다른 한편으로 척추가 어긋날 경우 월경전증후군 등 월경이나 호르몬 분비와 관련된 병에 영향을 미치게 됩니다. 특히 흉추와 요추가 어긋나면 자궁내막증과 자궁근종, 자궁암, 월경전증후군 등에 걸리기 쉽습니다.

》》 월경할 때 동반되는 증상도 개선된다 《《

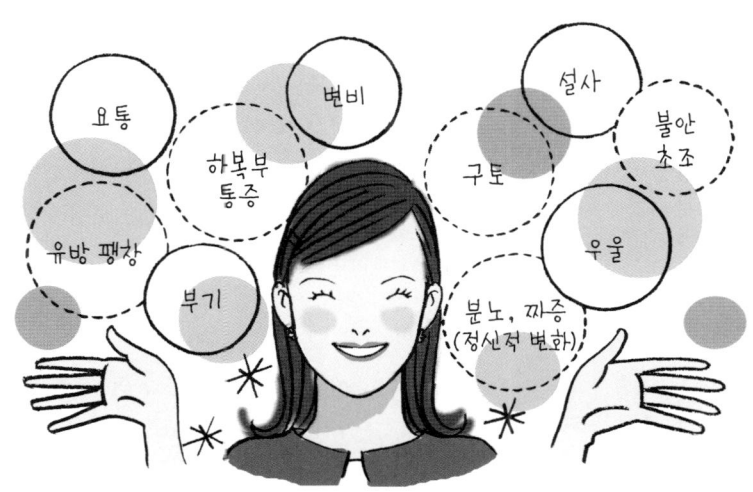

자궁내막증과 갱년기장애에도 현저한 효과!

아침식사를 하지 않으면 전신 증상이 개선된다

물론 야생동물은 등뼈가 휘는 일이 없습니다."

그는 그 대책으로 단식이 가장 좋다고 설명한다. 더구나 단식에는 고통도, 위험도 없다. 고다 박사는 혼자서 배복운동을 하는 것만으로도 충분한 효과가 있다고 말한다.

"등뼈 주변에는 교감신경 줄기가, 복부에는 부교감신경인 태양신경총이 있는데 배복운동으로 그 신경 기능이 살아나면 증상은 즉각 해소됩니다."

또한 기본적으로 1일 2식의 소식요법을 습관화해 숙변이 쌓이지 않도록 하면 효과적이다. 1일 2식의 소식요법은 월경전증후군은 물론 자궁근종과 자궁내막증 예방에 도움이 된다. 실제로 고다 박사의 지도 아래 1일 2식의 소식요법을 실천해 자궁근종과 자궁내막증을 개선한 사례가 상당수 있다.

눈의 질환

컴퓨터 사용 인구가 늘어나면서 안구건조증 등 눈의 질환을 호소하는 사람이 증가하고 있다. 고다 박사는 눈이 전신의 건강 상태와 관계가 있다고 말한다.

"눈과 전신의 건강 상태는 깊은 관계가 있습니다. 각 장기 중에서도 특히 신장과 밀접한 관련이 있지요. 신장이 약해지면 눈도 피곤해지기 쉽습니다. 최근에 컴퓨터 등의 OA기기 사용이 증가하면서 눈의 피로와 안구건조증을 호소하는 사람이 많습니다. 백내장과 녹내장, 황반변성증 등도 증가하고 있는데 이것 역시 신장과 관련되어 있습니다."

눈의 건강을 지키기 위해서는 눈의 혈액과 수분 순환을 양호하게 유지해야 한다.

"눈의 건강을 지키려면 신장과 간의 기능이 좋아야 하고 수분을 충분히 섭취하는 것도 중요합니다. 1일 2식의 소식요법은 신장의 건강을 증진시키는 데 도움을 줍니다."

그렇다면 우리가 흔히 생각하는 것처럼 나이가 들면서 나타나는 노안과 백내장은 피할 수 없는 것일까?

"눈의 노화는 50세부터 진행됩니다. 이것은 어쩔 수 없는 현상이지만 그래도 그 노화를 최대한 억제할 수는 있습니다. 이를 위해 가능한 위를 80%, 나아가 70%만 채우는 소식을 실행해야 합니다. 또한 단것과 간식을 삼가고 생야채 5종류 이상을 1일 300~400g 먹는 것이 좋습니다."

1일 2식의 소식요법을 실행하면 시력을 회복할 수 있다는 얘기다.

"검정깨와 검정콩을 매일 조금씩 먹는 것도 효과적입니다. 이를 통해 백내장과 녹내장, 황반변성증 등을 예방할 수 있습니다. 생채식 식사요법을 철저히 실천한 사람이 백내장을 극복했거나 녹내장이 개선되어 좁았던 시야가 넓어진 사례도 있습니다."

현대의학에서는 녹내장으로 좁아진 시야는 회복되지 않는다는 것이 상식이다.

만성요통 · 어깨결림 · 두통

과식은 근육을 경직시켜 요통과 어깨결림, 무릎통증 등을 유발하는 원인이다. 따라서 1일 2식의 소식요법을 실천하면 어깨결림, 무릎통증 등이 의외로 쉽게 낫는다.

만성두통의 경우에는 숙변이 영향을 미친다고 한다.

"어떤 종류의 두통이든 소식으로 대응할 수 있습니다. 생채식 B의 메뉴(P.143 참조)나 1일 2식의 소식요법 중 급편의 메뉴 ②(P.134 참조)를 실행하면 좋습니다. 이 방법으로 숙변이 배설되면 두통이 거짓말처럼 사라지는 예가 많습니다."

피부 문제

요즘에는 피부미용에 신경 쓰는 여성이 굉장히 많은데, 고다 박사는 피부가 거친 이유가 과식으로 장벽에 문제가 발생했기 때문이라고 말한다. 그는 거친 피부에서 벗어나고 싶다면 우선 식사량을 줄이라고 권한다.

"먼저 전체 식사량을 줄이고 만약 야

>> 요통은 숙변과 발의 장애가 원인이다 <<

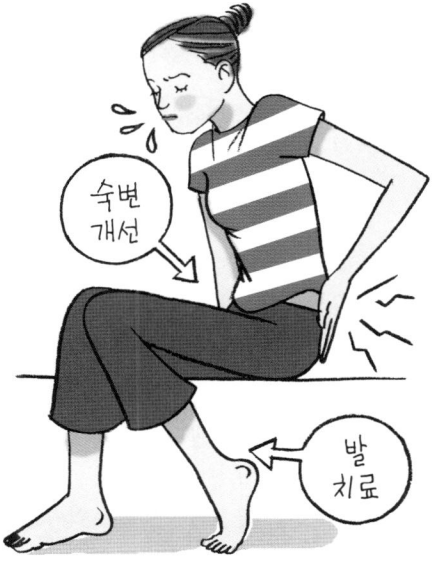

채를 많이 먹는다면 그 양도 줄여 보십시오. 야채 역시 과식하면 장벽에 문제를 일으킵니다. 발아현미를 생으로 된장과 함께 먹는 것도 좋습니다. 한 번에 먹는 발아현미의 양은 120g이 적당하고 이것을 점심식사와 저녁식사로 먹습니다. 이렇게 하면 하루에 약 800kcal를 먹는 셈입니다. 그 외에는 물과 감잎차를 하루에 1.5~2ℓ 마십니다. 물은 반드시 공복 상태에서 마시는 것이 좋습니다."

이것이 소위 발아현미 다이어트법이다. 고다 박사는 발아현미를 생으로 먹으면 피부가 매끈해진다고 말한다.

"또한 된장에는 효모가 함유되어 있어 피부에 윤기가 돌도록 해줍니다. 10일간 발아현미 다이어트를 실천하면 건조한 피부를 말끔히 해소할 수 있습니다."

발아현미를 생으로 먹기가 불편할 경우에는 분쇄기에 갈아 물과 벌꿀을 섞어 주스로 마시는 것도 좋다.

우울증

간혹 사회면을 크게 장식하는 사건 기사를 읽다 보면 그 이면에 우울증이 도

>> 야채를 과식해도 장이 나빠진다 <<

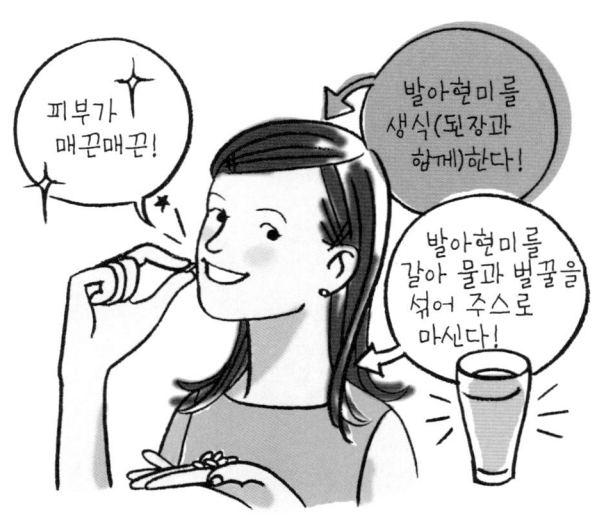

사리고 있다는 얘기가 심심치 않게 나온다. 우울증을 치료할 때는 보통 항우울제를 복용하며 상담을 통해 치료하는 경우도 있다. 항우울제는 그 종류가 다양한데 현대의학 전문의는 보통 자신에게 맞는 것을 선택하면 좋아진다고 말한다. 어떤 사람은 우울증은 정신과에 가서 치료받지 않아도 낫는다고 말하기도 한다.

"내 오랜 임상실험에 근거하여 얘기하자면 우울증은 간이 약한 사람이 걸리는 경향이 강합니다."

현대의학에서는 정신과 마음, 간 기능과의 밀접한 관계를 그다지 중요하게 생각하지 않지만 동양의학에서는 이것이 밀접한 관계가 있다고 본다. 실제로 간이 약해지면 기력이 쇠퇴한다. C형 간염으로 인터페론 치료를 받으면 우울증이 생기고 그 중에는 자살하는 사람도 있는데, 이것 역시 간과 마음이 밀접한 관계가 있음을 보여주는 증거일 수 있다.

"우울증에 걸리면 마음이 자꾸만 부정적인 쪽으로 흘러 살고 싶지 않다는 생각에 사로잡힙니다. 사실 자신이 살 만한 가치가 있다고 생각하는 여부는 간에 달려 있다고 해도 과언이 아닙니다. 간 기능이 정상인 사람은 아무리 일이 풀리지 않거나 기분 나쁜 일이 생겨도 극복할 힘이 있습니다."

항우울제 복용에 대해 고다 박사는 뜻밖의 의견을 내놓는다.

"항우울제를 복용하면 간이 타격을 받습니다. 1일 2식의 소식요법으로 숙변을 배설하여 간을 고치는 것이 우울증 치유의 지름길입니다."

충치

충치를 예방하려면 일반적으로 치아를 잘 닦아야 한다고 생각하지만, 오히려 일부 치과의사는 치아를 너무 닦을 경우 역효과가 난다고 말한다. 치아 표면의 에나멜질은 타액 속의 칼슘 덕분에 본래의 상태로 돌아오는데 치아를 너무 닦으면 그것이 얇아져 본래대로 돌아오기가 어렵다는 얘기다.

고다 박사는 "치아를 알맞게 딱고 그 다음에 타액의 복구 능력을 높이는 것이 중요하다"고 말한다.

"타액의 복구 능력을 높이는 최선의

> **건강메모**
> 최근에 사회 문제로 떠오르고 있는 우울증은 주로 마음의 병이 있는 사람에게 나타난다.

방법은 단식을 하는 것입니다. 충치가 생기는 것은 타액이 산성인지, 알칼리성인지에 따라 달라집니다. 산성이 강한 상태는 충치의 원인이 되는 세균이 좋아하는 환경이기 때문에 치아 표면이 녹아 충치가 되기 쉽습니다. 하지만 숙변을 배설하면 장내 세균총의 균형이 잡히는 것은 물론 구강 내의 세균총도 적정하게 유지됩니다. 장내세균과 구강 내 세균이 서로 관련이 있기 때문입니다. 물론 타액이 알칼리성에 가까워도 충치가 생기게 됩니다. 하지만 단식은 혼자서 하기 쉽지 않으므로 차선책으로 1일 2식의 소식을 실행하도록 권합니다."

그는 이렇게 덧붙이고 있다.

"충치에는 경추(頸椎)도 관계합니다. 경추의 3번과 4번이 잘못되면 잇몸의 혈류가 나빠져 저항력이 사라지기 때문에 충치가 잘 생깁니다. 잘못된 경추를 교정하기 위해서는 딱딱한 나무베개를 사용하는 것이 좋습니다. 또한 치아와 치아 사이를 닦는 데는 칫솔이 필요하지만, 잇몸의 경우에는 충치와 치

>> 소식으로 타액의 질을 개선해 충치를 예방한다 <<

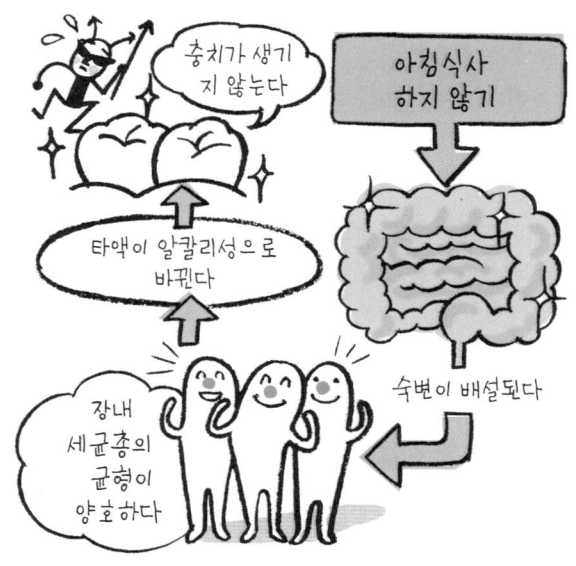

주염 예방을 위해 소금을 손가락에 묻혀 닦는 것이 효과적입니다."

치주병

치주병은 생활습관병의 하나로 받아들여지고 있으며 전신과 관계가 깊다는 것이 밝혀졌다. 예를 들어 당뇨병 환자는 치주병에 잘 걸리고 치주병이 개선되면 혈당치도 개선된다. 반면 혈당치가 올라가면 치주병이 악화된다. 이를 예방하는 방법으로 고다 박사는 감잎차를 권한다.

"감잎차에 함유된 비타민 C는 치주병 예방에 매우 효과적입니다. 콜라겐을 만드는 데 비타민 C가 필요하기 때문입니다. 콜라겐이 만들어지지 않으면 조직이 물러져 치주병에 잘 걸리게 됩니다."

감잎차를 마시면 아침에 이를 닦을 때 출혈이 발생한다는 사람도 있다.

"출혈이 생기는 이유는 한밤중에 땀을 흘리기 때문입니다. 잠들고 나서 1시간 30분 정도 흐르면 직장의 온도가 올라갑니다. 그 원인은 발목 장애에 있습니다. 먼저 이것을 고치지 않으면 섭취한 비타민 C가 파괴되고 맙니다. 발목 장애는 모관운동 등을 하면 좋아집니다. 또한 단것을 많이 먹으면 모세혈관의 도로인 글로뮤가 약해집니다. 이 경우에도 치아를 닦을 때 출혈이 발생합니다. 글로뮤를 단련하려면 배복운동과 모관운동을 하는 것이 좋습니다."

이때 무엇보다 중요한 것은 1일 2식을 해야 한다는 것이다.

위장 허약

현대의학에서는 선천적으로 위가 약한 사람은 평생 체질이 바뀌지 않는다고 말하지만, 고다 박사는 1일 2식의 소식요법을 실천하면 체질을 바꿀 수 있다고 단언한다. 단, 순서대로 주의 깊게 실행해야 한다.

"선천적으로 위가 약해 설사를 잘하는 사람이 갑자기 1일 2식의 소식요법을 시작하면 어지럼증, 떨림, 부정맥 등이 나타나기도 합니다. 이런 체질은 현미 크림을 중심으로 한 식사요법부터 시작하는 것이 좋습니다. 또한 천연소금을 1일 10g 섭취하고 수분 섭취를 줄입니다. 이것을 계속 실천해 체질이 바뀌면 1일 2식의 소식요법으로 바꾸고 수분을 하루에 1.5~2ℓ 마십니다."

냉증

현대의학과 동양의학 모두 체질이 냉한 사람은 몸을 차게 하는 식품을 섭취하면 안 된다고 말한다. 그러나 고다 박사의 생각은 다르다.

"동양의학은 일반적으로 냉한 체질은 음(陰)이므로 온성(溫性)식품을 섭취하면 냉한 체질이 상쇄된다고 생각합니다. 이는 이치에 맞는 얘기이긴 하지만 어디까지나 대증요법일 뿐이며 체질이 바뀌지는 않습니다. 냉한 체질이 체질을 바꾸려면 음성식품을 섭취해야 합니다."

그는 냉한 체질을 바꾸고자 한다면 1일 2식의 생채식 소식요법을 실천하는 것이 좋다고 말한다.

"이 요법을 실행하면 확실히 치유됩니다. 단, 위하수인 사람이 갑자기 1일 2식을 하면 어지럽고 메슥거리는 증상이 나타나기도 합니다. 이 경우에는 현미 크림을 중심으로 한 식사로부터 시작해 천연소금을 하루에 10g 섭취합니다. 그런 다음 체질이 바뀌면 1일 2식 소식으로 바꿉니다. 일단 숙변이 배설되면 활력이 생겨 냉증이 사라집니다."

고다 박사는 음성식품 중에서도 생야채를 먹는 것이 매우 효과적이라고 조언한다.

"당근주스 등의 생야채주스를 마시면 체질이 바뀌어 냉증이 없어집니다. 1일 2식의 생채식 소식요법을 갑자기 시작하면 일시적으로 냉증이 더 심해지지만 반 년 정도 지나면 치유됩니다. 또한 온·냉욕도 효과적이므로 이를 병용하는 것이 좋습니다."

숱이 적은 모발·탈모

탈모증의 전형적인 증상은 남성형 탈모인데 최근에는 원형 탈모증이나 머리숱이 적어 고민하는 젊은 여성이 늘어나고 있다. 또한 젊은 남성 사이에 기존의 남성형 탈모증과 다른 타입이 나타나고 있다는 보고도 있다. 탈모의 원인이 무엇인지 고다 박사의 얘기를 들어보자.

"탈모증은 몇 가지 타입으로 나뉘는데 어느 경우든 머리숱이 줄어드는 데는 신장이 관계하고 있습니다. 신장 기능이 떨어져 붓는 것이 원인입니다. 몸이 부으면 두피의 수분이 늘어나 울퉁불퉁해집니다. 그러면 영양이 모근에 도달하지 못해 머리카락이 빠지게 됩니다."

그는 신장 기능을 좋게 하려면 1일 2

식의 소식이 기본이라고 말하며 그 해법을 제시한다.

"아침식사를 하지 않으면 체내에 있는 여분의 수분이 배출되어 두피가 단단해집니다. 그 결과 영양이 모근에 도달해 모발이 순조롭게 성장하고 잘 빠지지 않게 됩니다. 더구나 신장과 관계하는 흉추 10번의 장애도 원래대로 회복되어 더욱 효과적입니다."

스트레스

고다 박사는 스트레스에 관해 다음과 같은 견해를 제시한다.

"과잉으로 스트레스를 받으면 장의 기능이 떨어져 숙변이 쌓이게 됩니다. 스트레스에 대한 저항력은 개인차가 크며 성격적으로 스트레스에 약한 사람도 있습니다.

무엇보다 마음자세와 기분 전환이 중요하지만 타고난 기질과 성격, 그리고 거기에 기초한 사고방식 등이 배경으로 작용하기 때문에 그것만으로는 스트레스를 극복하기가 쉽지 않습니다. 스트레스를 이겨내려면 그것을 이길 수 있는 몸 상태가 되도록 건강해지는 것이 무엇보다 급선무입니다."

》》 아침식사를 하지 않으면 두피가 단단해져 탈모를 예방할 수 있다 《《

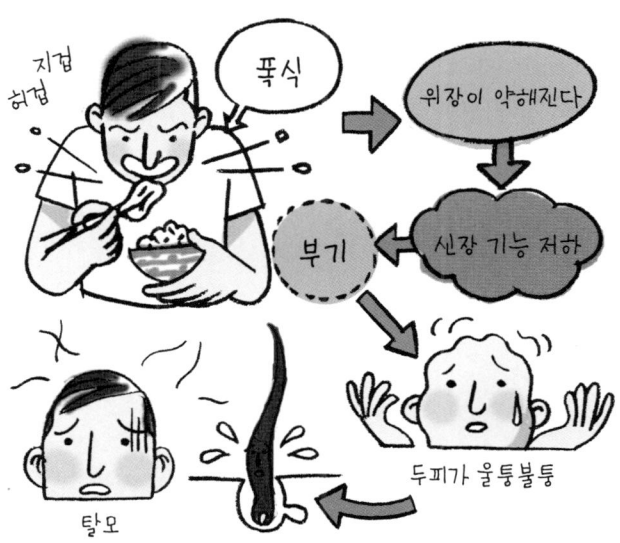

아침식사를 하지 않으면 전신 증상이 개선된다

Epilogue

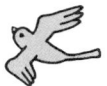

　오늘날 대형병원에 가보면 그야말로 눈이 돌아갈 정도로 엄청난 위용을 자랑하는 설비가 가득하다. 여기에다 병원들은 온갖 서비스와 PR을 위해 많은 돈을 쏟아 붓는다. 그처럼 첨단기술과 현대적인 장비, 실력을 뽐내는 병원들 틈바구니에서 고다 박사처럼 자연 그대로의 삶을 강조하는 의사가 존재한다는 것이 신기하기만 하다.

　난치병 환자에게 하루 150kcal의 초소식요법을 권하는 고다 박사는 물론, 그것을 실천하여 병을 극복한 사람들 모두 '기적을 행하는 사람'이라고 밖에는 달리 표현할 말이 없다.

　고다 박사는 의사이자 사상가이며 철학자이다. 무엇보다 그는 "현대의 물질지상주의가 바뀌지 않는 한 지구의 미래는 없다"고 경종을 울린다.

　우리네 평범한 사람들에게 욕망을 끊는 것은 무엇보다 힘든 일이다. 그중에서도 식욕은 더욱더 그렇다. 나 역시 그런 오류투성이의 열등 인생에서 헤매고 있지만 고다 박사의 가르침을 생각하면서 아침식사를 하지 않는 1일 2식을 계속 실천하고 있다. 욕심을 버리고 주변을 돌아볼 줄 아는 마음자세를 가졌으면 하는 고다 박사의 경종과 호소에 많은 사람이 귀를 기울였으면 하는 바람이다.

저자 | 히가시 시게요시
와세다대학 교육학부 졸업.
현대의학에서 동양의학에 이르기까지 폭넓은 지식과 정보력을 바탕으로
다양한 의료 모습 추구.
의료·건강지, 비즈니스지 등의 기사를 위해 정력적으로 취재 및 집필.
마음과 몸, 라이프스타일과 환경 그리고 건강과 웰빙의 종합적인 균형에 주목.
저서로는 ≪어린이의 몸에 이변이 일어나고 있다≫, ≪모르면 무서운 생활습관병 이야기≫,
≪언제나 건강한 사람의 습관≫ 등 다수.

감수 | 고다 미츠오
오사카대학 의학부 졸업, 의학박사.
현재 고다병원 원장. 일본총합의학회 명예회장.
현대의학에 한계를 느껴 약과 수술에 의존하지 않는 자연 치유를 50년간 실천 연구.
인간 본래의 치유력을 높여 난치병에 도전. 높은 치유력으로 의학계, 매스컴의 주목을 받음.

번역 | 최혜선
서울여대 영문학과 졸업, 고등학교 영어교사 역임.
현재 건강서적 전문번역 및 건강 강의.
주요 번역서『피부로 흡수되는 독, 경피독』,『Dr.아보의 면역학 입문』,『건강 레벨업』등.

SAIKYO NO KENKOJYUTSU
Copyright © 2010 by Sigeyosi Higasi
First published in 2007 in Japan
by Kawade Shobo Shinsa, Fublishers.
Korean translation rights arranged
with Kawade Shobo Shinsa, Fublishers.
through EYA(Eric Yang Agency)

이 책의 한국어판 저작권은 EYA(Eric Yang Agency)를 통해 Kawade Shobo Shinsa, Publishers와 독점계약한 광명당에 있습니다.
저작권법에 의하여 한국 내에서 보호를 받는 저작물이므로 무단전재와 복제를 금합니다.

건강메시지 ❹
건강 레벨업

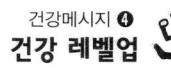

1판 1쇄 | 2010년 11월 10일
지은이 | 히가시 시게요시
펴낸기 | 최혜선
펴낸곳 | 광명당

표지디자인 | 전지영
본문디자인 | 안소영

정가 9,000원
ISBN 978-89-962116-4-8 (4570 세트

출판등록 | 제 119-91-10552
주소 | 서울특별시 관악구 난향동 675-22
전화 | 070-8743-4780
주문전화 | 이태규 010-5166-1262

● 저자와의 협의에 의해 인지를 생략합니다.
● 이 책의 저작권은 도서출판 광명당에 있습니다.
● 사전 승인 없이 이 저작물의 문단복제와 무단전재를 금합니다.
● 잘못된 책은 바꾸어 드립니다.